国家神经疾病医学中心科普丛书

科学应对
睡眠障碍

主　审　赵国光

主　编　郝峻巍

副主编　常　红　詹淑琴

编　者（以姓氏笔画为序）

　　　　王　琪　　王红霞　　王明洋　　朱　颖

　　　　刘江红　　孙　蕊　　宋伟华　　范凯婷

　　　　郝峻巍　　侯　月　　张益萌　　贾可凡

　　　　黄朝阳　　常　红　　詹淑琴

U0245417

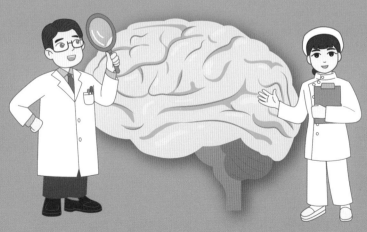

人民卫生出版社
·北京·

图书在版编目（CIP）数据

科学应对睡眠障碍 / 郝峻巍主编 . -- 北京 ：人民
卫生出版社，2024.8. --（国家神经疾病医学中心科普
丛书）. -- ISBN 978-7-117-36589-5

Ⅰ. R749.7-49

中国国家版本馆 CIP 数据核字第 2024P5X769 号

| 人卫智网 | www.ipmph.com | 医学教育、学术、考试、健康，购书智慧智能综合服务平台 |
| 人卫官网 | www.pmph.com | 人卫官方资讯发布平台 |

国家神经疾病医学中心科普丛书

科学应对睡眠障碍

Guojia Shenjing Jibing Yixue Zhongxin Kepu Congshu

Kexue Yingdui Shuimian Zhang'ai

主　　编：郝峻巍
出版发行：人民卫生出版社（中继线 010-59780011）
地　　址：北京市朝阳区潘家园南里 19 号
邮　　编：100021
E - mail：pmph @ pmph.com
购书热线：010-59787592　010-59787584　010-65264830
印　　刷：北京瑞禾彩色印刷有限公司
经　　销：新华书店
开　　本：710×1000　1/16　印张：10.5
字　　数：145 千字
版　　次：2024 年 8 月第 1 版
印　　次：2024 年 8 月第 1 次印刷
标准书号：ISBN 978-7-117-36589-5
定　　价：68.00 元

打击盗版举报电话：**010-59787491　E-mail: WQ @ pmph.com**
质量问题联系电话：**010-59787234　E-mail: zhiliang @ pmph.com**
数字融合服务电话：**4001118166　　E-mail: zengzhi @ pmph.com**

序

随着我国人口结构变化和老龄化，神经系统疾病的患病率逐年攀升。这些疾病给个人、家庭和社会带来了沉重的负担，是我国面临的一项重大卫生和社会问题。认识并积极科学地应对神经系统疾病尤为迫切和重要。

首都医科大学宣武医院神经内科的医护专家团队精心编撰了本套科普丛书，包含《科学应对脑卒中》《科学应对头晕》《科学应对头痛》《科学应对睡眠障碍》《科学应对阿尔茨海默病》《科学应对帕金森病》《科学应对癫痫》和《科学应对神经系统罕见病》。本丛书旨在以科学的方式传播神经系统疾病相关知识，从这些疾病的概念、症状、诊断、治疗、照护及预防等方面阐述疾病特点，提供健康生活方式和合理饮食的建议及指导，增加大众对疾病的认知，增强大众的保健意识，提高大众的健康水平和生活质量。

本丛书各分册均以漫画形式开篇，简要介绍每类疾病，之后以问答形式、通俗易懂的语言、生动形象的插图以及科普短视频，深入浅出地介绍了这些疾病的相关专业知识，帮助大众正确认识这些疾病，传播科学的健康观念，提升非医学专业人群对神经系统相关疾病的理解和认识，促进主动健康。

首都医科大学宣武医院作为国家神经疾病医学中心，践行责任担当，提升服务意识，以人民健康为中心，以医学科普的方式服务人民群众，推动全民健康，从而增强人民群众获得感、幸福感和安全感。希望本丛书能对广大读者有所裨益，为实现健康中国的目标贡献一份力量。

中国科学院院士

2024 年 5 月

主编简介

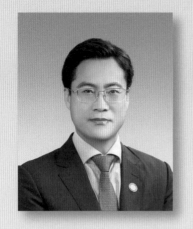

郝峻巍 主任医师，教授，博士研究生导师，国家杰出青年科学基金获得者。

- 首都医科大学宣武医院副院长 神经内科主任
- 国家神经疾病医学中心副主任 医学部主任
- 全国高等医学院校《神经病学》（第9版）教材主编
- 中国医师协会神经内科医师分会候任会长
- 北京医学会神经病学分会候任主任委员

从事神经病学医教研工作20余年。主持并参与国家自然科学基金委员会重大项目、国家重点研发计划等课题共30余项，在 *PNAS*、*JAMA Neurol*、*Neurology* 等杂志发表SCI论文100余篇，主编著作12部，以第一发明人授权专利16项。先后获得第九届树兰医学青年奖、第二十四届吴阶平-保罗·杨森医学药学奖等多项荣誉。

主编说
（视频）

前　言

　　睡眠是我们生活中不可或缺的一部分,然而随着生活压力的
增加、工作节奏的加快以及电子产品的使用,越来越多的人开始面
临睡眠问题,如失眠、睡眠呼吸暂停、不宁腿综合征、睡眠行为异
常等。这些问题不仅影响身体健康,还可能导致心理问题和生活
质量的下降。因此,了解睡眠的重要性,掌握科学的睡眠知识,对
于我们每个人来说都是至关重要的。睡眠医学作为一门研究人类
睡眠规律、睡眠障碍及其治疗方法的学科,近年来得到了广泛的关
注和发展。本书旨在为广大读者提供一个关于睡眠医学的科普读
物,帮助大家更好地认识睡眠,解决睡眠问题,提高生活质量。

　　本书内容全面、系统,共分为 6 篇,涵盖睡眠障碍相关疾病认
识、症状、就诊、治疗、照护和预防等各个方面。采用一问一答形
式,每一篇都围绕着患者或公众对睡眠障碍的各种疑问,由医学
专家结合临床经验和科学研究给予通俗易懂的详细回答,同时配
以生动插图,帮助读者轻松理解医学术语和复杂的概念。第一篇,
"认识睡眠障碍",将解读睡眠及睡眠障碍相关疾病的概念,带领大
家了解睡眠及睡眠障碍与身体健康、心理健康、记忆力、情绪等方
面的关系,让大家更加重视睡眠对整体健康的影响。第二篇,"症
状篇",将介绍常见的睡眠障碍类型,如失眠、睡眠呼吸暂停综合
征、不宁腿综合征等,并告诉大家如何识别和诊断这些疾病。我们

还将介绍一些实用的自我评估方法,帮助大家了解自己的睡眠质量。第三篇,"就诊篇",将介绍睡眠障碍相关疾病的诊断方法和诊断流程,以及就诊时需要做的必要检查等。第四篇,"治疗篇",将为大家介绍针对不同类型睡眠障碍的治疗方法,包括心理治疗、认知行为治疗、药物治疗等。我们将强调非药物治疗的重要性,并提供一些实用的建议,帮助大家在日常生活中改善睡眠质量。第五篇,"照护篇",将关注睡眠障碍患者的家庭照护方法,以提高患者的生活质量。最后,第六篇,"预防篇",为大家提供一些实用的建议,介绍如何调整作息时间、创造良好的睡眠环境、避免不良生活习惯等,帮助大家养成良好的睡眠习惯,能够轻松地获得高质量的睡眠。

本书的编写参考了大量的国内外权威文献和研究成果,力求为读者提供科学、实用、易懂的睡眠医学知识。但难免有疏漏之处,欢迎广大读者提出宝贵意见和建议。希望通过这本书,能够帮助读者摆脱睡眠问题的困扰,拥有一个健康、快乐的生活。祝愿广大读者在阅读本书的过程中,能够收获满满的知识和健康!

郝峻巍

2024 年 5 月

目　录

开篇漫画

第一篇
认识睡眠障碍

第二篇

症状篇

第三篇

就诊篇

第四篇

治疗篇

第五篇

照护篇

第六篇

预防篇

参考文献

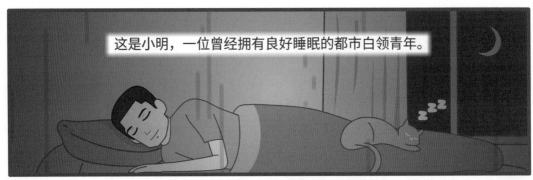

这是小明，一位曾经拥有良好睡眠的都市白领青年。

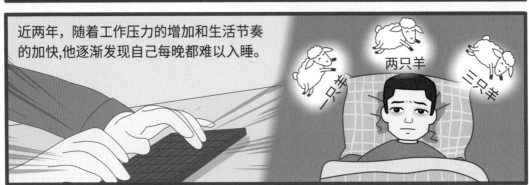

近两年，随着工作压力的增加和生活节奏的加快，他逐渐发现自己每晚都难以入睡。

一只羊　两只羊　三只羊

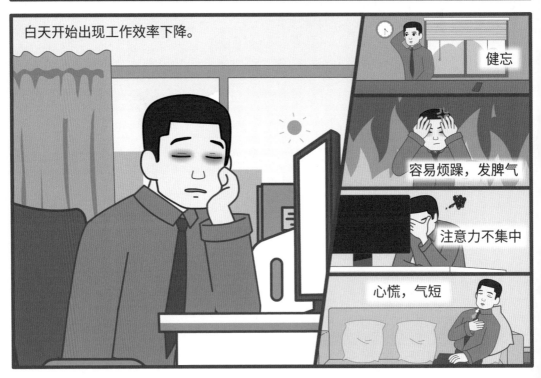

白天开始出现工作效率下降。

健忘

容易烦躁，发脾气

注意力不集中

心慌，气短

他尝试了一些药物，包括安眠药和抗抑郁药，但效果并不理想。

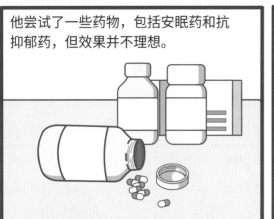

为了彻底解决失眠问题，小明决定寻求专业医生的帮助。

睡眠门诊

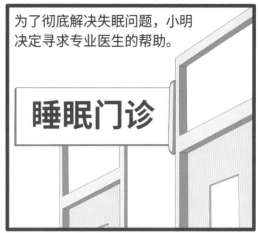

小明在与医生交流的过程中得知，失眠可能与遗传、环境和心理因素有关。

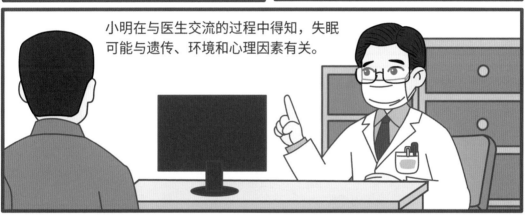

在医生的指导下，他计划从多个方面入手来解决失眠问题。

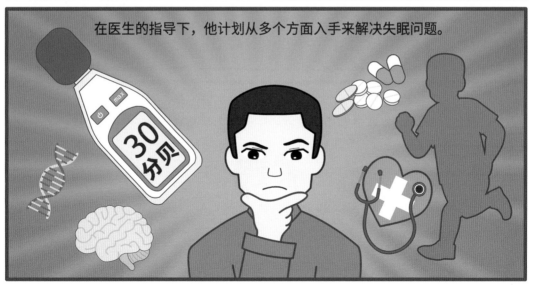

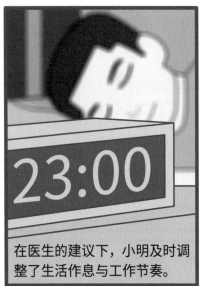

在医生的建议下，小明及时调整了生活作息与工作节奏。

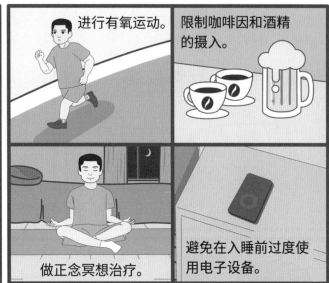

进行有氧运动。

限制咖啡因和酒精的摄入。

做正念冥想治疗。

避免在入睡前过度使用电子设备。

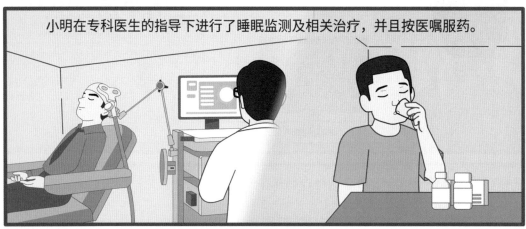

小明在专科医生的指导下进行了睡眠监测及相关治疗，并且按医嘱服药。

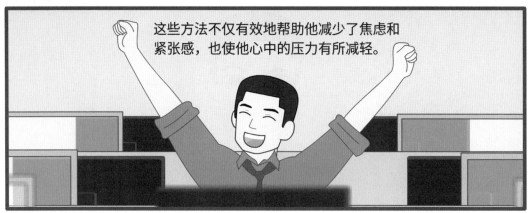

这些方法不仅有效地帮助他减少了焦虑和紧张感，也使他心中的压力有所减轻。

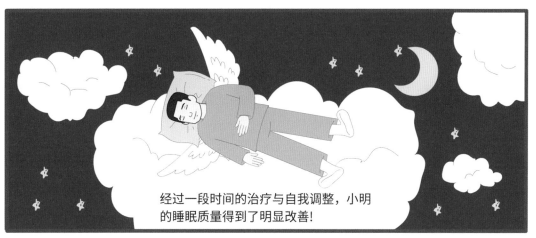

经过一段时间的治疗与自我调整，小明的睡眠质量得到了明显改善！

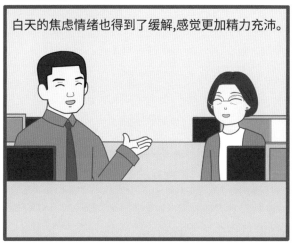

白天的焦虑情绪也得到了缓解，感觉更加精力充沛。

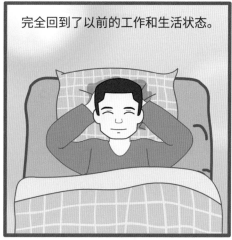

完全回到了以前的工作和生活状态。

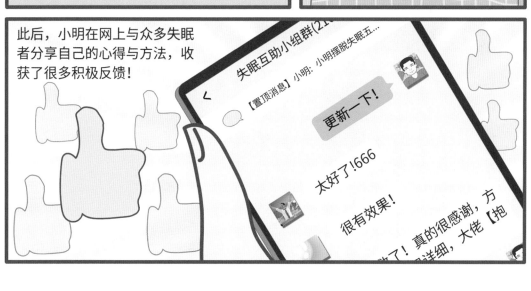

此后，小明在网上与众多失眠者分享自己的心得与方法，收获了很多积极反馈！

第一篇

认识睡眠障碍

1. 为什么睡眠对于人类的健康来说是必须的?

　　睡眠是维持大脑正常运转的"清道夫"。大脑产生的代谢产物长期积累会对脑组织造成不可逆的损害,直接或间接地影响正常脑功能,充足的睡眠则能有效清理这些"有害垃圾",并给予大脑分类整合信息的时机。

　　睡眠是机体各系统自我修复的"黄金期"。睡眠期间,我们身体的各系统会通力协作,补充能量消耗并调整异常指标,免疫系统整装待发,细胞修复基因跃跃欲试,通过睡眠这一重要流程,既能提升机体免疫力,又能延缓细胞衰老。

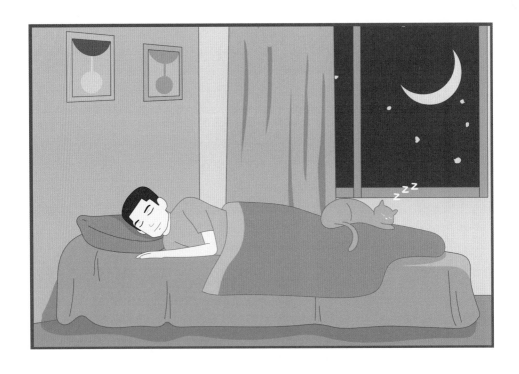

2. 对于健康的人来说，每日需多长时间的睡眠？

根据现有指南推荐，正常 18～64 岁人群每日所需的最佳睡眠时间为 7～9 小时。但对于其他年龄段的人群来说，这个数值会有所不同。0～3 月龄：最佳睡眠时长为 14～17 小时/天；4 月龄～1 岁：最佳睡眠时间为 12～16 小时/天；1～2 岁：最佳睡眠时间为 11～14 小时/天；3～5 岁：最佳睡眠时间为 10～13 小时/天；6～12 岁：最佳睡眠时间为 9～12 小时/天；而对于生长发育到达另一高峰期的 13～17 岁的青少年，8～10 小时/天的睡眠时间则更为合适；65 岁以上的老年人睡眠达到 7～8 小时/天则最为适宜。

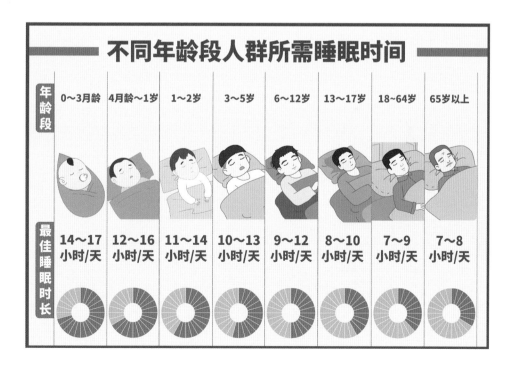

不同年龄段人群所需睡眠时间

年龄段	0～3月龄	4月龄～1岁	1～2岁	3～5岁	6～12岁	13～17岁	18~64岁	65岁以上
最佳睡眠时长	14～17 小时/天	12～16 小时/天	11～14 小时/天	10～13 小时/天	9～12 小时/天	8～10 小时/天	7～9 小时/天	7～8 小时/天

并非每个人必须睡满推荐的睡眠时长,对于短睡者而言,平均所需睡眠在 6 小时以下即可满足其日间功能的需要。但需要注意的是,对于睡眠不足的人来说,白天补觉并不能完全弥补睡眠不足造成的机体损害,长期处于这种"亡羊补牢"的状态不仅会损害睡眠节律,更会诱发或加重睡眠障碍。相反,如果睡眠时间过长,反而有害健康。

3. 每日何时睡觉、起床是更健康的?

研究表明,最佳入睡时间为每晚 10~11 点,按照大多数健康成年人的推荐睡眠时间(7~9 小时),以晚上 11 点作为入睡时间,较为标准的晨起时间为早上 6 点,但并不是严格要求每位正常成年人都需要做到上述的入睡与晨起时间。

根据个人昼夜节律习惯的不同,人们总的来说可以分为"百灵鸟"与"夜猫子",前者习惯早睡早起,而后者则恰好相反,可见睡眠时相具有一定的差异性。不过研究表明,"百灵鸟"的主观幸福感较强,罹患精神分裂症与抑郁症的风险较低。

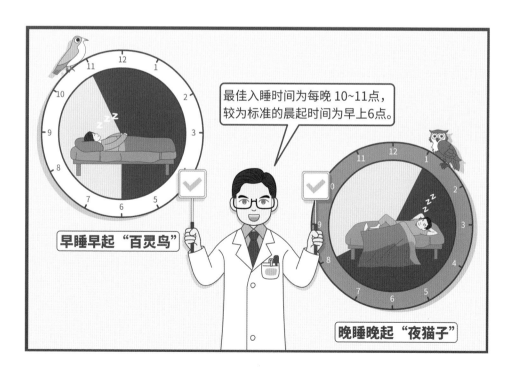

4. 经常说的浅睡眠和深睡眠是指什么?

睡眠可分为非快速眼动(non-rapid eye movement, NREM)睡眠期(简称 N 期)和快速眼动(rapid eye movement, REM)睡眠期(简称 R 期)。非快速眼动睡眠期可细分为 3 个亚期: 1 期睡眠(N1)、2 期睡眠(N2)和 3 期睡眠(N3)。

N1 期是最浅的睡眠期,从该睡眠期醒来的人通常不会察觉到他们实际上睡着过。N2 期通常在正常成人的总睡眠时间中占比最大。通常所说的浅睡眠即 N1 期和 N2 期睡眠。N3 期睡眠常被称为"深度睡眠"或"慢波睡眠",一般而言,N3 期睡眠往往是呼吸和心血管稳定的时期,N3 期睡眠随着年龄的增加而减少,唤醒 N3 期睡眠常常比唤醒 N1 和 N2 期睡眠困难。正常成年人,浅睡眠和深睡眠都有一定的比例,深睡眠仅占整夜总睡眠时间的 10%~20%,因此,并不是说浅睡眠越少越好,深睡眠越多越好。

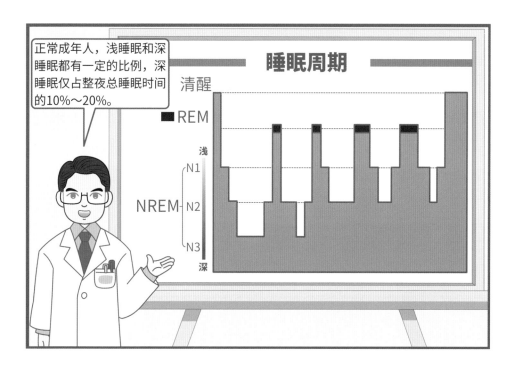

5. 为什么有人睡觉会做梦，有人却不做梦？

　　正常的睡眠大致分为非快速眼动睡眠期（非快速眼动睡眠）和快速眼动睡眠期（快速眼动睡眠），其中快速眼动睡眠期即我们常说的有梦／做梦期睡眠。睡眠不是同质性的过程，在任何一夜，睡眠都会经过多个明确的周期。这些周期以相当典型的非快速眼动睡眠和快速眼动睡眠模式出现，单个周期持续 90 ～ 120 分钟。典型的 8 小时夜间睡眠会出现 4 ～ 5 个周期，也就意味着，每个人每晚都会经历有梦睡眠期，但如果恰好在快速眼动睡眠期即做梦的睡眠期醒来，梦境就可以被记住，反之，如果从非快速眼动睡眠中醒来，则不会记得曾经做过的梦。

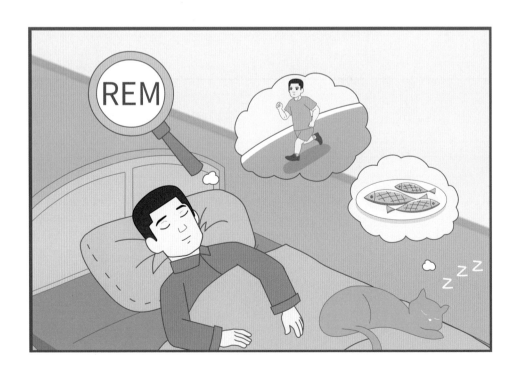

6. 如何养成良好的睡眠习惯？

要培养良好的睡眠习惯，可以遵循以下建议：

（1）**营造舒适的睡眠环境**：床垫、枕头、被褥等应贴合人体构造，卧室内光线要暗，温湿度应适宜，保持安静与空气流通。

（2）**做好入睡前的个人准备**：睡前保持情绪平和，避免高强度运动与长时间接触电子设备，保持正确的卧位姿态。

（3）**设置规律的作息时间**：尽量不要过于频繁地变更自身的睡眠习惯，一般应固定自己的入睡与晨起时间，保证充足的睡眠时长。

（4）**注意控制日间小睡的时长**：为了避免影响夜间睡眠质量，日间小睡时间不宜过短或过长，一般推荐 20 分钟左右为宜。

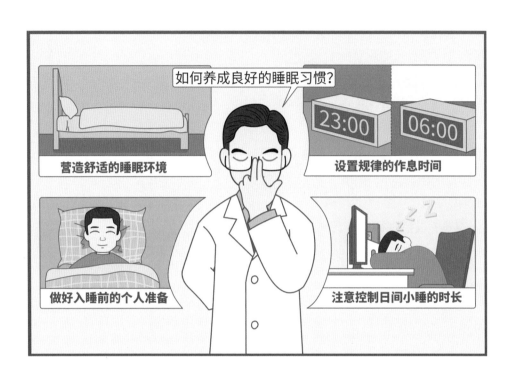

7. 哪些食物有利于睡眠?

合适的膳食结构与食物选择对睡眠质量具有明显的促进作用。蕴含关键营养素(色氨酸、钙、镁、维生素 A、维生素 C、维生素 D、维生素 E、维生素 K 等)的食物可通过参与多种激素调节途径影响睡眠质量。下面简单举一些例子:

（1）猕猴桃: 这种水果不仅含有丰富的维生素 C, 还含有维生素 E、钾和叶酸等有助于睡眠的营养素。

（2）奶制品: 麦芽奶中的维生素 D 和维生素 E 有助于减少夜间醒来的次数。同时, 牛奶是褪黑素的良好来源, 褪黑素是一种对改善睡眠质量至关重要的天然激素。

（3）坚果: 多种坚果, 如杏仁、核桃、开心果和腰果等, 含有促进睡眠的营养素, 如钙、镁和褪黑素。

（4）大米: 大米中的色氨酸可能有助于推进睡眠过程, 因为它是合成褪黑素的前体。

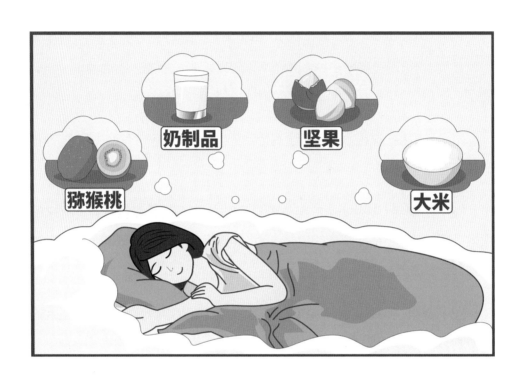

8. 为什么有人白天喝咖啡或浓茶会导致夜间难以入睡?

听听专家怎么说!
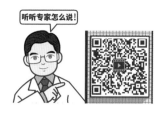

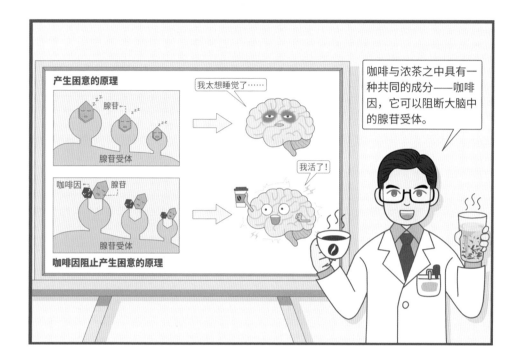

咖啡与浓茶之中具有一种共同的成分——咖啡因,它可以阻断大脑中的腺苷受体。腺苷则是一种促进睡眠的物质,因此,当咖啡因发挥作用阻断腺苷受体时,人们就不会感到困倦,从而保持警觉和注意力集中。但过量或过频地摄入咖啡因,也会使我们正常的睡眠-觉醒周期紊乱,这是因为咖啡因的半衰期在 2~12 小时,这个时间跨度受到个体差异和环境因素的影响,可能导致咖啡因在体内代谢速度减慢,或在体内残留较长时间。这种情况下,咖啡因会阻碍睡眠的自然进程,导致人们在夜间难以入睡,产生"睡不着"的感觉。因此,医生建议中午后尽量不要喝咖啡,以免影响夜间睡眠质量。

9. 为什么不能用酒精帮助入睡?

　　人的睡眠时相有慢波睡眠与快速眼动睡眠两种,两者的平衡与分配对于睡眠质量的重要性不言而喻,但酒精的存在会打破固有的平衡状态,从而导致睡眠持续时间缩短及睡眠中断次数的增加。失眠的患者如果过度饮酒,可能会加重失眠,而这类人通常会寻求更多酒精以缓解失眠,从而陷入恶性循环。此外,酒精可以使喉部肌肉松弛,造成呼吸阻力的增加,因此饮酒者在睡眠期间更容易出现大声打鼾,这并不代表他们进入了美丽的梦乡,而是他们可能处于呼吸暂停状态的警告。

　　另外,需要注意的一点是,即使是少量饮酒也可能会造成睡眠质量的下降;长期依赖酒精作为助眠手段可能导致依赖性,随着时间的推移,可能需要增加饮酒量来达到相同的镇静效果。这种做法不仅会加剧睡眠问题,还可能带来其他健康风险。

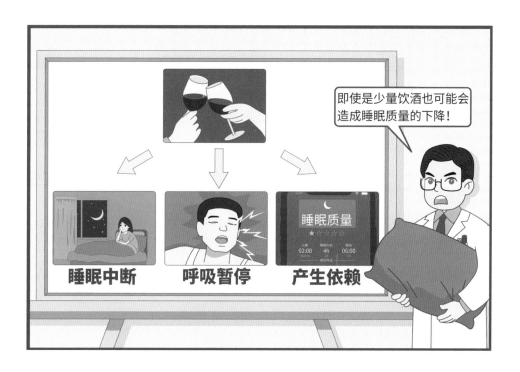

10. 白天适当运动是否有利于睡眠？

有规律的运动被证实可以改善睡眠的总体质量，并有助于减轻一些睡眠障碍问题的症状，尽管目前没有通用标准或指南规定有益于睡眠的最佳运动时间，但在早晨或下午进行适当的有氧运动的确可以刺激早期的褪黑素分泌，放松心情，适当消耗一些能量增加睡眠驱动力，从而有助于稳定睡眠节律。

为了使日间运动达到对睡眠的积极作用阈值，大多数专家建议每周至少运动达到 150 分钟，并且最好分成多组小段时间，每次至少运动 30 分钟。存在高血压风险的人在坚持晨间锻炼后，不仅可以提升睡眠质量，还可以减少夜间的血压波动。

专家建议，人们最好在晨间阳光下进行有氧或其他阻力训练以刺激早期褪黑素分泌；下午则可以选择性安排高强度运动，以帮助大脑放松，为进入睡眠状态做准备；失眠患者建议至少在睡前 4 小时内避免高强度的运动。

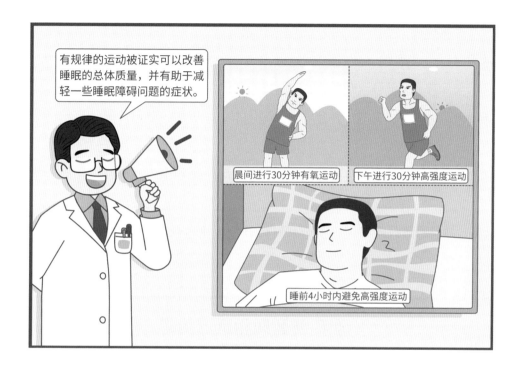

11. 经常熬夜，会对睡眠产生什么影响？

经常熬夜，会造成睡眠－觉醒模式紊乱，最常见的就是睡眠－觉醒时相延迟障碍。在睡眠－觉醒时相延迟障碍中，昼夜节律系统会导致觉醒状态延后至深夜，这可导致睡眠延迟发生，患者通常到午夜或更晚才有睡意。如果患者试图早点儿就寝，就会发生入睡困难。早晨患者的昼夜节律系统还在驱动睡眠，使觉醒时间比通常或期望的觉醒时间更晚。在不受干扰的情况下（如周末或假期），患者会在早晨酣睡，有时可能睡到中午或更晚。当因上学或上班而需在常规的时间起床时，睡眠－觉醒时相延迟障碍患者往往有觉醒困难，并且导致睡眠不足，白天没精神，容易犯困打盹。

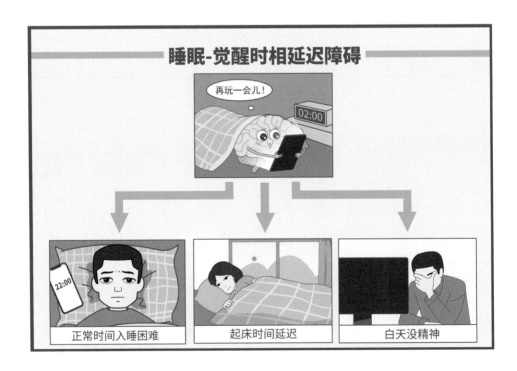

12. 睡眠不足，会对身体产生什么影响？

　　经常因为工作等原因熬夜或早起，即人为因素导致了睡眠不足，睡眠不足不同于失眠，后者是指难以入睡或维持睡眠，两种患者均可能存在睡眠偏少及日间难以维持清醒的情况。一般而言，睡眠不足者在有条件时仍可入睡，通常有一些不可控因素导致其无法通过睡眠得到充分休息。睡眠不足对健康的潜在影响是多方面的，身体各个系统、组织和器官都会受到影响，包括大脑功能（专注力、记忆力等）、心血管系统、免疫系统和生殖系统等。

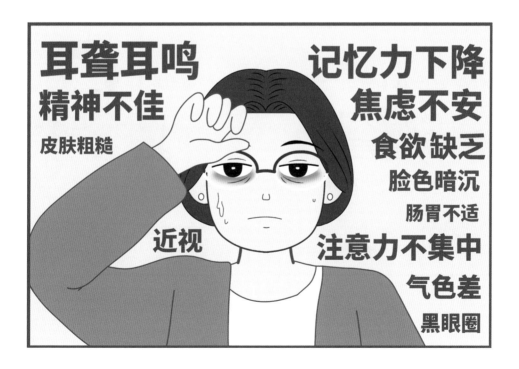

13. 哪些人容易失眠?

　　通常情况下,如果一个人在尝试入睡后超过 30 分钟仍无法入睡、在夜间多次醒来、在醒来后入睡困难、难以再次入睡,并且在一周内这种情况至少发生 3 次,同时影响到日间的功能,即可诊断为失眠。根据中国睡眠研究会研究报道,国内成年人中有高达 57% 的人报告有失眠症状,这一数据凸显了失眠问题的普遍性和对公共健康的影响。

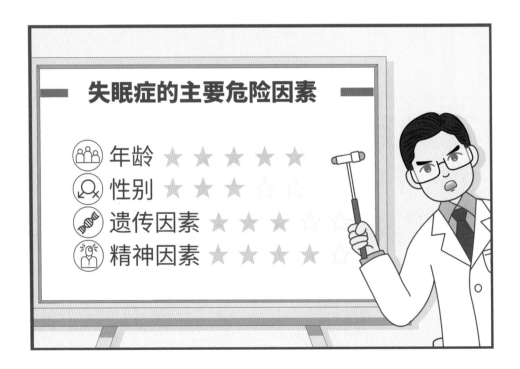

失眠症的危险因素主要包括年龄、性别、遗传因素、精神因素等。具体如下：

（1）年龄是失眠症最主要的危险因素，60岁及以上老年人的失眠发病率高达47.2%。

（2）女性患病风险为男性的1.4～2倍。

（3）有过失眠的人群再次发病率是其他普通人群的5.4倍。

（4）有家族史人群的新发病率是无家族史人群的3倍。

（5）生活压力大，生活中有重大事件发生的人群。

（6）性格焦虑、完美主义人群。

（7）对环境敏感的人群。

（8）有焦虑症、抑郁症等精神和心理疾病的人群，70%～80%的精神障碍患者均报告有失眠症状，而50%的失眠症患者同时患有1种或1种以上精神障碍。

（9）患有慢性内科疾病的人群。

14. 为什么有人在睡眠中会出现呼吸暂停?

夜间睡眠中出现的呼吸暂停可能涉及多种原因,其中常见的是以下几种情况:

(1)**阻塞性睡眠呼吸暂停**:这是最常见的原因,发生在上呼吸道(包括鼻腔、咽部和喉部),在睡眠期间发生塌陷或堵塞,导致气流受阻。这种情况通常与打鼾、体重增加、颈部脂肪堆积、扁桃体或腺样体肥大、颌骨结构异常等因素有关。

(2)**中枢性睡眠呼吸暂停**:这种类型的呼吸暂停是由于大脑在睡眠期间未能向呼吸肌发送适当的信号,导致呼吸肌活动减弱或暂停。可能与心脏病、脑卒中、神经退行性疾病或其他影响大脑和脊髓的疾病有关。

(3)**混合性睡眠呼吸暂停**:这是阻塞性和中枢性睡眠呼吸暂停的结合,患者在一个呼吸暂停事件中可能同时经历这两种类型的暂停。

(4)**其他因素**:包括酒精摄入、使用某些药物(如安眠药)、睡眠姿势(如仰卧位)、吸烟、慢性疾病(如肥胖、糖尿病、甲状腺功能减退)等都可能增加睡眠呼吸暂停的风险。

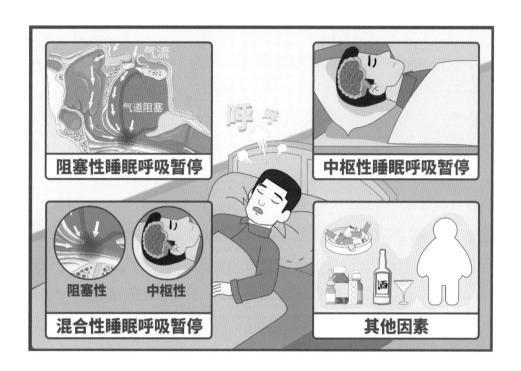

气流

气道阻塞

阻塞性睡眠呼吸暂停

呼 呼

中枢性睡眠呼吸暂停

阻塞性　中枢性

混合性睡眠呼吸暂停

其他因素

　　对于这些疾病，医生通常会采取不同的诊断和治疗策略。例如，对于阻塞性睡眠呼吸暂停，医生可能会建议改变生活习惯（如减少高脂饮食、适当锻炼、戒烟戒酒等），并使用无创气道正压通气治疗或口腔矫治器来缓解症状。对于中枢性睡眠呼吸暂停，医生可能会针对引起中枢性睡眠呼吸暂停的潜在病因进行治疗，如心脏病、药物副作用、神经病变等，并使用双水平正压通气治疗。

15. 睡眠障碍患者为什么会患不宁腿综合征？

　　不宁腿综合征是临床常见的神经系统感觉运动障碍性疾病，表现为主要累及下肢的难以描述的感觉或不适感，伴有强烈、迫切想要移动肢体的冲动或欲望。不宁腿综合征分为原发性和继发性两种类型。原发性患者通常有家族史，研究表明大部分家族性不宁腿综合征呈常染色体显性遗传，少数家族性不宁腿综合征则呈常染色体隐性遗传或非孟德尔遗传模式。国外研究报道，约 63% 的患者至少有一位一级亲属罹患不宁腿综合征，而在国内原发性不宁腿综合征的一项研究报道中，不宁腿综合征阳性家族史比例略低，仅 1/3 的患者有一级亲属的不宁腿综合征阳性家族史。但近期全基因组关联分析表明，不宁腿综合征可能存在更为复杂的基因－环境模式。继发性不宁腿综合征患者多数在 40 岁以后发病，与多种神经系统疾病（如帕金森病、脑卒中、多发性硬化、脊髓病变等）、铁缺乏、妊娠或慢性肾脏疾病有关。此外，部分药物或物质可能诱发或加重不宁腿综合征的症状，如尼古丁、酒精、咖啡、抗抑郁药、抗精神病药、抗组胺药等。

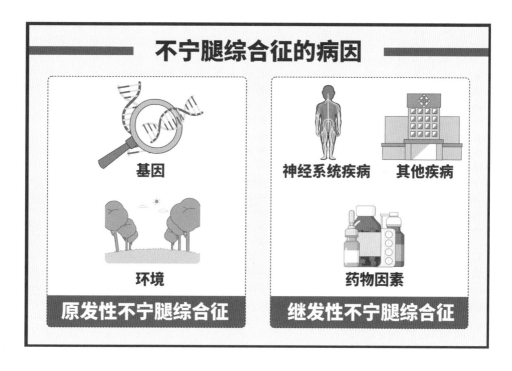

不宁腿综合征的病因

基因

环境

原发性不宁腿综合征

神经系统疾病　其他疾病

药物因素

继发性不宁腿综合征

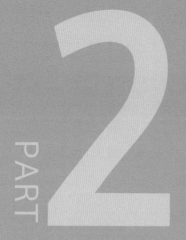

PART 2

第二篇
症状篇

1. 晚上睡眠浅、容易醒正常吗?

睡眠浅、容易醒是睡眠障碍的一种表现形式,患者在刚进入睡觉时会睡得比较浅,或明明已经入睡还能听见外面的声音,或入睡后醒来,反复多次醒来。那么睡眠浅、容易醒究竟是什么原因导致的呢?

人的睡眠是有节律的,深睡眠和浅睡眠反复交替进行,直到清醒。人们常说自己睡眠浅,实际上就是指睡眠总停留在浅睡眠的阶段,很难进入到深睡眠。为什么会出现这种情况呢? 可能与以下因素有关:

(1)**环境因素**:空气的温度、湿度,睡眠环境的噪声等;又如枕头太高、太低、太硬、太软,或床垫太硬、太软等睡眠寝具不够舒适。

(2)**生理因素**:自身睡眠质量较差,从而引起睡眠维持较为困难;睡前大脑皮质过度兴奋也是导致睡眠浅的因素之一。

(3)**病理性原因**:自身有心理方面的抑郁、焦虑等,或患有神经衰弱、心脏病等,或患有睡眠疾病如阻塞性睡眠呼吸暂停,以及服用某种会导致失眠的药物。

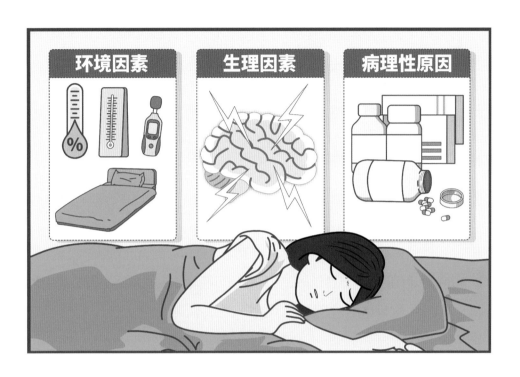

环境因素　　生理因素　　病理性原因

2. 夜间入睡后醒来，醒后入睡困难正常吗?

夜间醒来是正常的生理现象，但如果频繁发生或导致再次入睡困难，可能表明存在某些睡眠问题。以下是一些可能导致夜间醒来的原因：

（1）**轻度抑郁**：抑郁症患者常常在夜间醒来，且比平时早醒 1～2 小时。抑郁症与大脑中五羟色胺（血清素）、多巴胺水平降低有关，而五羟色胺、多巴胺对睡眠周期有重要影响。

（2）**夜尿频繁**：即使限制了晚间饮水，如果每晚仍需起床小便 2～4 次，可能是身体水电解质平衡失调所致。

（3）**呼吸问题**：季节性过敏、感冒等都可能导致夜间睡眠不安。鼻中隔偏曲、鼻息肉、扁桃体肥大等也可能导致气道狭窄。

（4）**胃食管反流**：胃酸倒流引起的"烧心"感会干扰睡眠，即使没有明显感觉，食管中的酸性物质也可能引起反射，影响睡眠。

（5）**维生素 D 缺乏**：研究表明，维生素 D 缺乏可能与睡眠质量不佳有关。

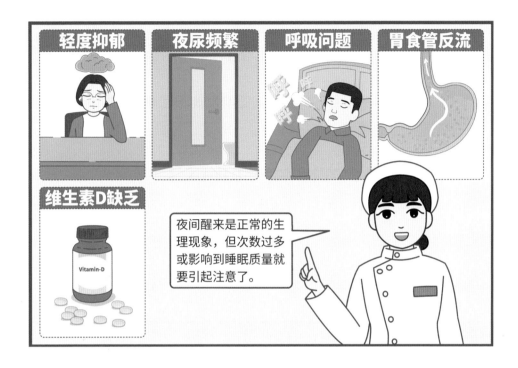

3. 夜间入睡困难，需用较长时间才能入睡正常吗？

夜间出现入睡困难是睡眠障碍的一种表现形式，可能与以下情况有关：

（1）由于不良的生活习惯导致，如睡前大量吸烟、喝茶、饮用咖啡或剧烈运动等；也可能由睡眠环境不佳导致。

（2）疾病因素导致，如失眠症，常伴有睡眠浅、容易醒、早醒、多梦等症状，会引起记忆力减退、注意力不集中、反应迟钝等症状，还会出现情绪易怒等。

（3）昼夜节律紊乱，导致白天睡眠增多、夜间入睡困难。

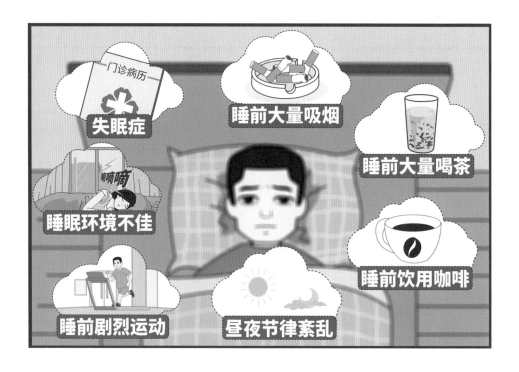

4. 长期失眠对身体有哪些影响？

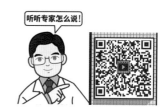

听听专家怎么说！

长期失眠的患者，会出现白天容易犯困，在学习、开会、上课时会打盹、昏昏欲睡、无精打采，但夜间却兴奋不眠。

长期失眠还可能会损害神经系统，影响中枢神经系统的功能，表现为眩晕、头痛、浑身乏力等，也可出现精神危害，如出现注意力不集中、记忆力减退、精神紧张、焦虑、情绪低落等。因此，失眠对人体的危害很大，大家一定要引起重视，有症状早发现早治疗，有上述症状的朋友，应及时到正规医院的精神科或睡眠科就诊。

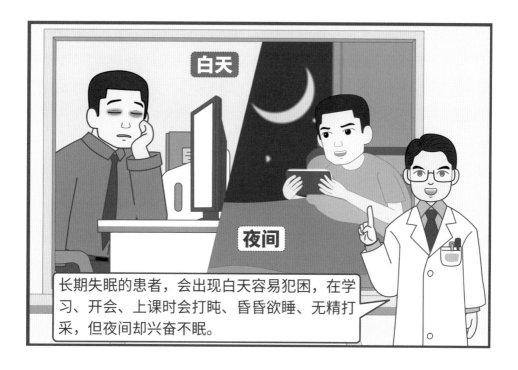

5. 夜间睡前总是胡思乱想正常吗？

睡前无法控制地胡思乱想与侵入性思维有关。焦虑和侵入性思维专家 Martin 和 Sally 指出，侵入性思维是一种进入个体意识层面的想法，经常毫无预兆，内容常常令人担忧、困扰或怪异。大多数时候，它们只是一闪而过，但有些人却会反复纠结于这些想法，从而产生强烈的痛苦情绪。当我们出现这种思维时，我们会本能地去压制它，如我现在告诉你"不要去想粉色的大象，不要去想粉色的大象，不要去想粉色的大象"，然后你的脑子里会全是粉色的大象，这就是心理学中的后抑制反弹效应。

我们越是压抑自己，不要去想某件事情，越容易变本加厉地去想。侵入性思维就像是一条恶龙，你越想要赶走它、压抑它、扼杀它，反而越陷越深。不知道你有没有过这样的经验，很多时候我们对一些没有结果的事情也会越想越心烦，想到后面干脆就停不下来了。而一些不当的应对侵入性思维的方式，如说过分反刍、过分负面评价、压制等，常常会发展成为一些精神障碍的核心症状，包括焦虑症、抑郁症、强迫症、创伤后应激障碍、双相情感障碍等。

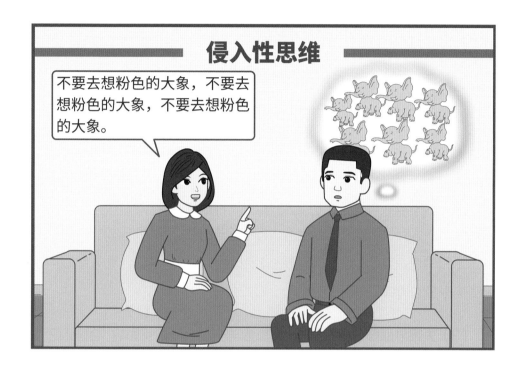

6. 失眠会导致抑郁吗?

临床上,很多失眠患者常伴有抑郁倾向,那么抑郁症与失眠之间存在哪些关系?

(1)**失眠与抑郁症各有独立性**:抑郁症患者不一定会失眠,很多失眠患者也没有出现抑郁症等心理障碍问题。由此可以说明失眠和抑郁症可以独立存在。

(2)**失眠会加重抑郁**:单纯失眠和单纯抑郁症是互相独立的,但失眠是抑郁症的残留症状和复发危险因素。抑郁症患者由于情绪低落消极,感受不到快乐和愉悦,夜间入睡困难、睡眠浅易惊醒、早醒后难以入睡等睡眠问题会影响患者的情绪,加重患者病情。

(3)**失眠与抑郁症相互影响**:抑郁症与失眠之间相互影响,会陷入恶性循环。抑郁症患者情绪悲观消极,难以放松,会引发失眠,而失眠会导致精神疲劳和影响社交及控制力,也可能会导致抑郁。如果抑郁症患者和失眠患者没有进行积极治疗,则抑郁的人会因失眠导致病情加重,失眠的人也会因抑郁导致病情加重,从而陷入恶性循环。

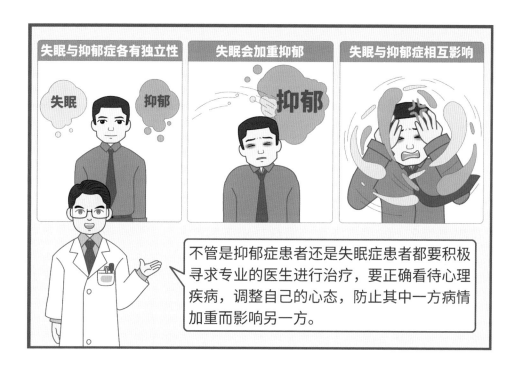

　　因此，不管是抑郁症患者还是失眠症患者都要积极寻求专业的医生进行治疗，要正确看待心理疾病，调整自己的心态，防止其中一方病情加重而影响另一方。

7. 睡眠呼吸暂停低通气综合征患者白天会有哪些症状？

睡眠呼吸暂停患者，由于夜间睡眠紊乱和血氧饱和度下降，白天常出现下列症状：

（1）**嗜睡**：是最常见的主要症状，表现为日间工作或学习时困倦、瞌睡，严重时在进食和与人谈话时也可入睡。

（2）**头晕乏力**：由于夜间反复呼吸暂停、低氧血症，使睡眠连续性中断，觉醒次数增多，睡眠质量下降，常伴有轻重不等的头晕、疲倦、乏力。

（3）**认知功能障碍**：表现为注意力不集中、精细操作能力下降、记忆力和判断力下降，老年人可表现为痴呆。

（4）**头痛**：常在清晨或夜间出现，隐痛多见，不剧烈，可持续 1～2 小时，有时需服止痛药才能缓解。

（5）**性格改变**：出现烦躁、易激动、焦虑等性格改变，家庭和社会生活均受到一定影响，后期可出现抑郁症。

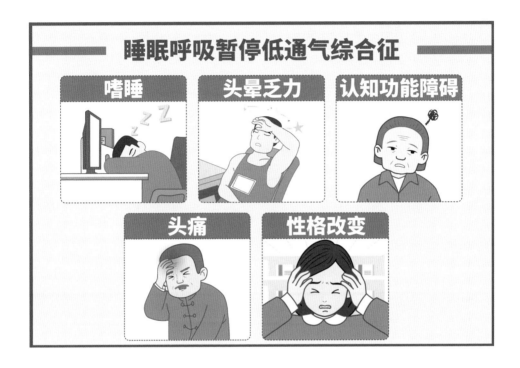

8. 打鼾会导致高血压吗？

　　如果长期在睡眠中出现频繁的呼吸暂停现象，氧气不能进入肺部，体内缺氧的同时伴随着二氧化碳潴留，血液中的含氧量因缺氧而下降，出现低氧血症和高碳酸血症，就会导致内分泌功能紊乱，血流动力学发生改变。身体的各器官也会因为缺少氧气的供应，得不到充足的休息。这些现象会导致血管平滑肌发生重构和心肌肥厚、肺动脉高压、右心功能不全、血管收缩、睡眠质量下降等，都会使血压升高，长此以往，最终就形成了高血压。最主要的是，不少人认为打鼾是一个"小毛病"，不予以重视，长期不控制易导致血压控制不良。

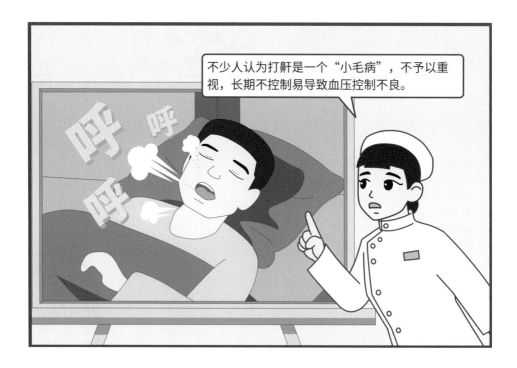

9. 打鼾会导致心脑血管疾病的发生吗？

　　很多人认为打鼾代表睡得香，其实打鼾并不是睡眠质量好的表现，而是睡眠呼吸暂停综合征最常见最早出现的症状。这种睡眠呼吸暂停综合征的打鼾不但会使人昏昏沉沉，还与一些心脑血管疾病的发生密切相关。睡眠时呼吸反复暂停，会使机体处于低氧血症的状态，引起心、脑、肾等重要器官睡眠时缺氧，并且打鼾时的低氧状态会刺激机体使交感神经活性增强，导致心率加快、血压升高，从而诱发高血压、心律失常、冠状动脉粥样硬化性心脏病（冠心病）、脑梗死等心脑血管疾病。目前研究已经证明，睡眠呼吸暂停综合征与高血压、糖尿病、高脂血症一样，是心脑血管疾病的独立危险因素，应给予足够的重视。

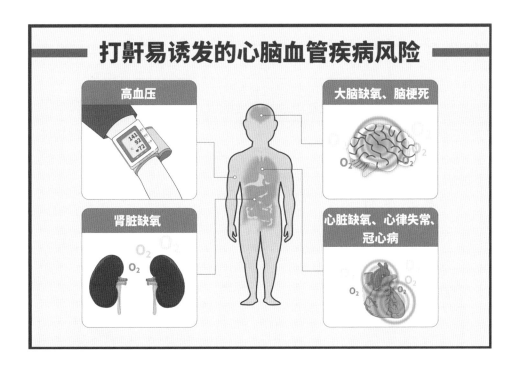

打鼾易诱发的心脑血管疾病风险

高血压

大脑缺氧、脑梗死

肾脏缺氧

心脏缺氧、心律失常、冠心病

10. 打鼾会导致认知功能下降吗?

研究表明,打鼾不仅会影响睡眠质量,还可能对认知功能产生负面影响。夜间呼吸不畅可能导致脑部缺氧,从而影响大脑的认知功能。脑部长期缺氧会导致认知和行为问题,甚至影响生长发育。

睡眠可分为 4 个阶段:思睡期、浅睡期、深睡期和快速眼动睡眠期。深睡期对于消除疲劳和恢复体力至关重要。打鼾可能会干扰正常的睡眠模式,使人难以进入深度睡眠阶段,导致第二天出现疲劳、嗜睡和注意力不集中等症状。长期睡眠不足还可能导致记忆力下降。

此外,睡眠呼吸暂停综合征与阿尔茨海默病、血管性痴呆等认知障碍的发生有密切关联。因此,打鼾和睡眠呼吸障碍的患者应及时诊断和治疗,对于维护认知健康和预防老年痴呆具有重要意义。

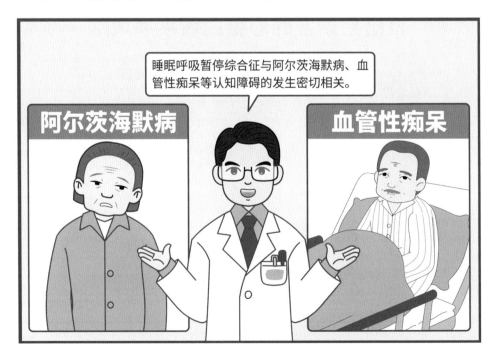

11. 发作性睡病患者的典型症状有哪些?

发作性睡病患者的主要症状表现为日间过度思睡、猝倒发作、睡眠相关幻觉、睡眠瘫痪、夜间睡眠紊乱,统称为"五联征"。

发作性睡病的每个症状都有其突出特点便于识别:

(1)日间过度思睡:通常表现为不分时间、场合随时随地突然入睡,其至在行走、进餐或与人交谈时也会发生,达到秒睡的程度,这种睡眠通常只能持续数分钟或 30 分钟左右,醒后患者会感到精力恢复,但不久后又会感到困倦。

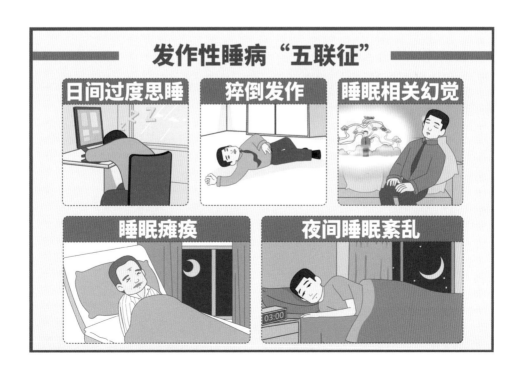

（2）**猝倒发作**：患者在大笑或情绪刺激后会突然出现浑身无力，不能站立而跌倒或坐下，一般持续时间很短暂。儿童患者的猝倒症状往往不典型，常表现为低头、吐舌头、面部怪异表情。

（3）**睡眠相关幻觉**：睡眠时通常会看到熟人的影子、听到熟悉的声音，或有被触摸的感觉，体验十分真实，无法分辨梦境与现实，常发生在刚入睡或睡醒时，也可发生在午睡时。

（4）**睡眠瘫痪**：患者从睡眠中醒后意识完全清醒，但身体不能动，好像被什么东西压住了一样，一般持续数秒至数分钟。刚发病时患者会感到恐惧、焦虑或惊恐，但通常不会对身体造成任何伤害。

（5）**夜间睡眠紊乱**：主要表现为睡眠不安、多梦易醒、醒后再次入睡困难，也可出现睡眠多动、周期性肢体运动，有时出现与梦境相关的快眼动睡眠期行为障碍。

12. 夜间睡眠质量差，日间有多次控制不住的睡眠是什么原因？

夜间睡眠质量差很有可能导致日间精力不足。失眠、夜间睡眠呼吸暂停、不宁腿综合征等扰乱夜间睡眠的疾病均有可能导致夜间睡眠欠佳，进而引起日间困倦。如果出现这种情况，应尽快就诊，进行系统评估，包括血常规、睡眠量表、多导睡眠监测等，明确是否存在影响夜间睡眠的情况。除此之外，发作性睡病也有可能出现这种情况，需要进行多次睡眠潜伏期试验。

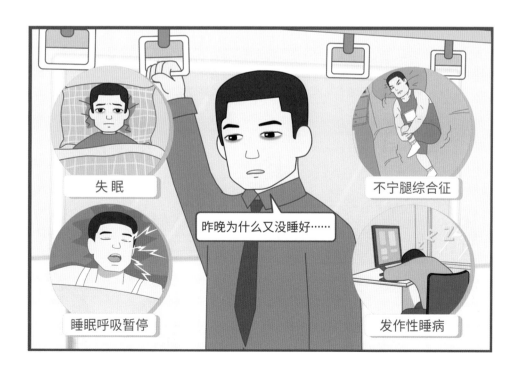

13. 周期性出现嗜睡且叫醒困难是什么原因?

这种情况应该警惕复发性嗜睡症(克莱恩 - 莱文综合征),又称睡美人综合征、周期性嗜睡。

本病常见于青少年,呈周期性发病,每次持续睡眠 3~10 天,间期完全正常。有时会出现生动的梦境,也容易醒,可自行大小便后再入睡,有些患者会在醒后出现贪食、性欲亢进或性冲动行为、精神行为异常和情绪暴躁。病前往往有感冒或精神受刺激史。因此,如果出现这种情况,应警惕克莱恩 - 莱文综合征,尽快到专业的医院就诊。

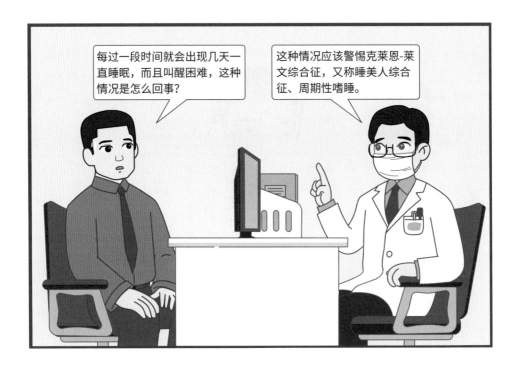

14. 晚上很早就控制不住进入睡眠，夜间醒来后难以再次入睡是什么原因？

在生活中有些人可能睡得早，起得早，我们将这种情况称为"百灵鸟"式睡眠。在睡眠医学领域，如果这类人群的睡眠习惯影响了日间的社会功能，可能会出现"睡眠觉醒时相提前障碍"。

如果这种情况是由于个人的生活工作有自己的时间规律，不会由于早睡而影响正常的工作，可以不进行医学干预。而当这种情况与实际的工作时间表不符时，往往会由于被迫晚睡而十分痛苦，此时则需要将其当作一种睡眠障碍进行治疗。

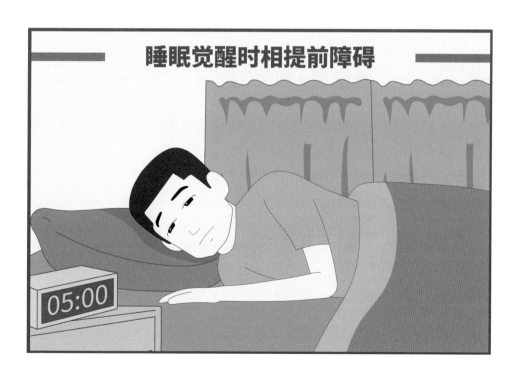

15. 夜间很晚才能入睡，早晨起床困难还想睡是什么原因？

　　与"百灵鸟"相对应的是生活中存在一些晚睡晚起的人，我们习惯将其称为"夜猫子"。在睡眠医学领域，如果这类人群的睡眠习惯影响了日常的社会功能，"夜猫子"可能会出现"睡眠觉醒时相延迟障碍"。

　　当这类人群的工作和学习必须遵守社会固有时间表时，常被迫早起，会导致睡眠不足及日间困倦症状而十分痛苦，此时则需要将其当作一种睡眠障碍进行治疗。如果"夜猫子"们的工作和生活能够独立于社会固有时间表，那么他们的睡眠通常不会出现问题，亦无须进行治疗。

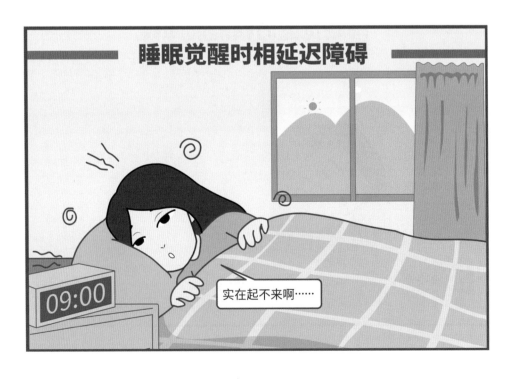

16. 儿童在睡眠中突然起床哭闹、喊叫、恐惧是什么原因？

　　儿童在夜间睡觉时出现惊声尖叫的现象，并且在早晨醒来后不记得晚上发生的事情，可能是因为其患有睡惊症。大多数儿童在青少年时期会自愈，因此不需要过分担心。大多数情况下，随着年龄增长，症状会逐渐消失。面对睡惊症，家长可以采取一些措施来缓解儿童的不安和恐惧感，如让儿童在睡觉时更有安全感；确保儿童在睡眠时处于舒适的环境中，如睡眠环境温度适宜、噪声较小等。

　　如果儿童睡惊症的症状较为严重，已经影响儿童及其家人的日常生活，那么家长应带儿童到正规医院的睡眠中心就医咨询。

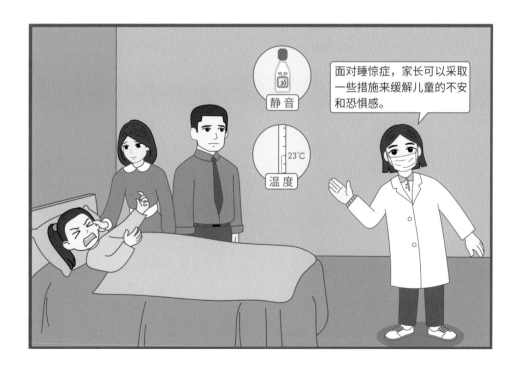

17. 儿童在睡眠中突然坐起或下床行走是什么原因？

　　睡着的儿童出现在床上坐起、睁开眼睛、眼神呆滞、下地行走、奔跑、吃东西等行为，并且在此期间不回应或不与他人沟通，在发作期间很难被叫醒，清晨醒后不记得夜间发生的事，这是睡行症（梦游）的表现。

　　梦游是睡眠中自行下床行动，而后再回到床上继续睡眠的怪异现象，儿童较成人更常见，通常在青少年期消失。有时，梦游者会表现为日常活动，如穿衣服、说话或吃饭、离开家、开车、从楼梯上摔下或从窗户跳出，在醒后的短暂混乱期间或偶尔在梦游期间变得暴力。偶尔发生的梦游通常不需要担心，通常随着年龄增长可自行缓解。但是，这种现象还需要与夜间额叶癫痫相鉴别，因此如果出现以下情况，请找专业的医生就诊：①经常发生，一周不止1~2次或一夜多次；②对梦游者或他人造成危险行为或伤害；③对家庭成员或梦游者造成严重的睡眠干扰；④导致白天过度嗜睡或功能问题；⑤儿童患者一直持续到青少年期仍未缓解。

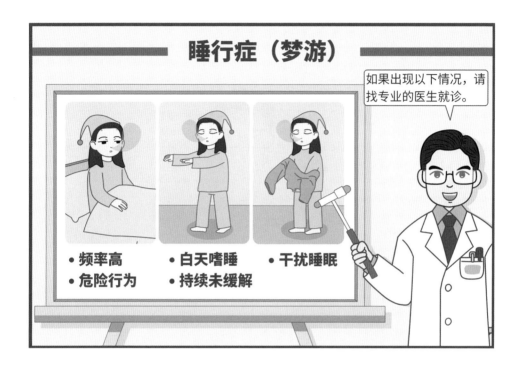

18. 为什么有些人在睡眠中会说梦话?

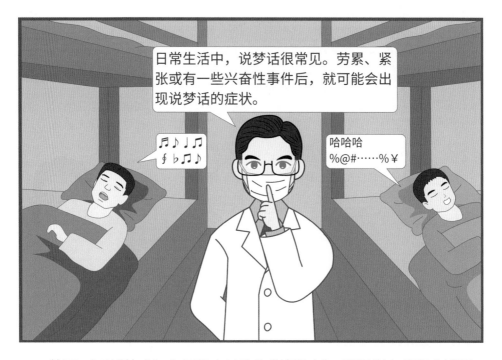

梦话,也叫"梦呓",在医学中被称为"梦语症"。通常指在睡眠中讲话 /
唱歌、哭笑、嘟囔等声音,清醒后本人不能回忆。日常生活中,说梦话很常
见,劳累、紧张或有一些兴奋性事件后,就可能会出现说梦话的症状。

梦语往往是生理性的,说梦话是一种功能性或情绪性的表现,如果对整
体睡眠质量没有造成影响,不认为是一种疾病,也不需要进行治疗。但对于
中老年梦语症人群,睡眠时出现喊叫甚至打斗,且与做梦的内容相关,以上
症状可能为快速眼动睡眠行为障碍,需要及时就诊。

梦语症通常预后良好,必要时可以进行心理行为学调适来缓解压力,但
若为某些心理、躯体疾病的一种反应或与其他睡眠障碍合并出现,则应进行
相应治疗。

19. 为什么有人在睡眠中会磨牙?

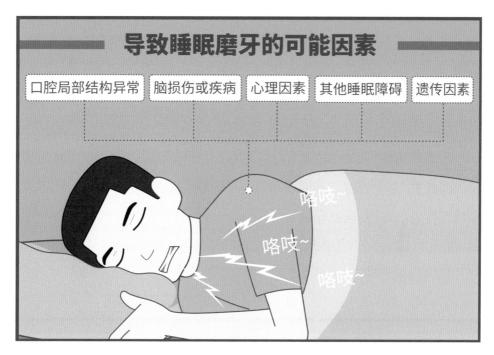

患者在睡眠中磨牙通常由旁人发现,表现为牙齿摩擦或叩齿的声音。

患者可有牙面磨损,咬肌肥大、疼痛,颞下颌关节疼痛,因牙面磨损导致牙本质对冷热和刺激性食物敏感。睡眠相关磨牙的病因尚不明确,可能与以下因素相关:①口腔局部结构异常,这是磨牙最常见的因素,如颌关节畸形、口面部扭转痉挛等;②脑损伤或疾病,如脑缺氧性损伤、癫痫后脑损伤等;③心理因素,如日间或睡前过度情绪紧张、愤怒、焦虑、恐惧等;④其他睡眠障碍,如阻塞性睡眠呼吸暂停;⑤遗传因素,可能通过中枢神经递质而发挥作用。

20. 为什么有人在睡眠中会"偷吃东西"？

"睡着了还能起床吃东西"，你们相信吗？这就是医学中常说的睡眠相关进食障碍，也称睡眠相关进食行为，主要症状包括反复发作的睡眠状态下不自主进食，并伴随意识水平的下降，事后对其行为部分或完全不能回忆。

目前病因尚不明确，主要以女性为主，可能与大脑皮质在睡眠期间的觉醒障碍有关。睡眠相关进食障碍可能与其他睡眠障碍包括不宁腿综合征、周期性肢体运动障碍、睡眠呼吸暂停综合征、发作性睡病等共病；也可能与服用某些药物（如治疗失眠的镇静药物、抗精神病药和抗抑郁药）有关。

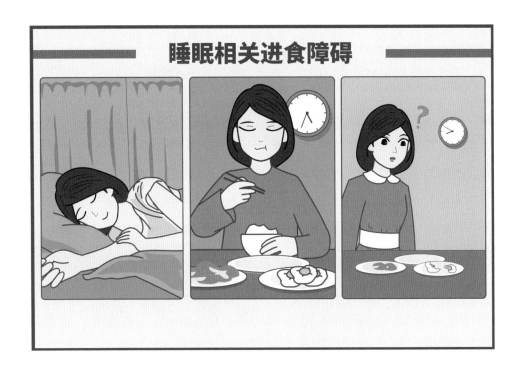

21. 为什么有些老年人在睡眠中会出现喊叫、拳打脚踢的行为？

有些老年人在睡眠中经常上演"功夫片"，大喊大叫、拳打脚踢，把老伴儿打得遍体鳞伤。有些人甚至坠床，醒来后发现自己遍体鳞伤。有些人醒后还能回忆自己做了噩梦，这是什么原因？他们可能患有快速眼动睡眠行为障碍。

快速眼动睡眠行为障碍通常出现在中老年人群中，表现为快速眼动睡眠期肌张力迟缓现象消失及演绎梦境中相关的行为，通常在后半夜出现暴力或攻击性行为，如伤人或自伤。快速眼动睡眠行为障碍与神经变性病，如帕金森病、路易体痴呆及多系统萎缩有密切关系，因此建议在家中做好安全睡眠环境的同时，积极就医。

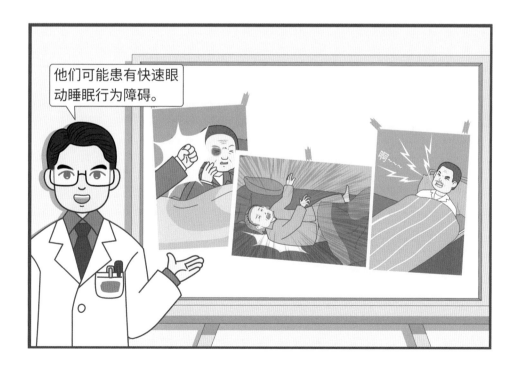

22. 睡前双腿不适是什么原因？

　　睡前双腿不适，怎么放都不舒服，可能患有不宁腿综合征。不宁腿综合征是临床常见的神经系统感觉运动障碍性疾病，典型临床表现为主要累及下肢的难以描述的感觉或不适感，伴有强烈、迫切想要移动肢体的冲动或欲望，夜间睡眠或安静时出现或加重，活动后明显减轻。患者对肢体深处不适感描述各异，如蚁爬感、蠕动感、灼烧感、触电感、憋胀感、酸困感、牵拉感、紧箍感、撕裂感甚至疼痛。

　　这种不适感尤以小腿显著，也可累及大腿及身体其他部位，如上肢、头部、腹部，且通常呈对称性。患者需要不停地活动下肢或下床行走来缓解症状，一旦恢复休息状态会再次出现上述不适感。其临床症状具有特征性，昼夜变化规律，腿部不适感多出现在傍晚或夜间，发作高峰为午夜与凌晨之间，白天症状相对轻微。

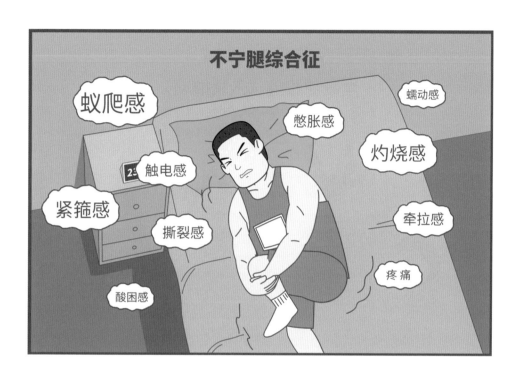

23. 睡前有时出现全身"踩空感"是什么原因?

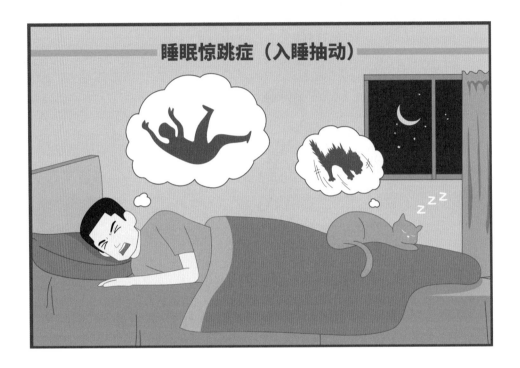

　　该症状可能为睡眠惊跳症(入睡抽动),发生于即将入睡时,动作突然出现、像受到惊吓,有时伴坠落感、似在梦境,或有闪烁感。

　　这是生理现象,可见于所有年龄。这种抽动大多单个发作,但在神经发育障碍的儿童中,可成簇发作。摄入咖啡因或其他兴奋性物质、剧烈运动后、睡眠剥夺或情绪紧张时,发作频率可增加。

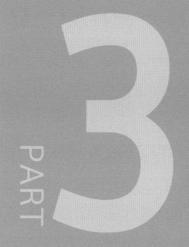

PART

3

第三篇

就诊篇

1. 如何自我评估夜间睡眠质量?

现代人生活节奏快,面临着重重的压力和考验,因此很多人被睡眠障碍问题所困扰,包括入睡困难、睡眠浅、睡眠呼吸暂停、半夜易醒来、早醒等,从而降低睡眠质量,影响第二天的生活或工作节奏。那么,我们如何自我评估睡眠质量呢? 大家可以根据下列指标进行评估:①入睡时间是否超过 30 分钟;②夜间睡眠经常容易醒;③夜间睡眠中醒来后不能够快速入睡;④每晚睡眠时间不足 6 小时;⑤经常做噩梦;⑥日间功能受损,包括出现头痛、头晕、困倦、全身乏力、记忆力下降、做事情时无法集中注意力、反应稍微迟钝等。

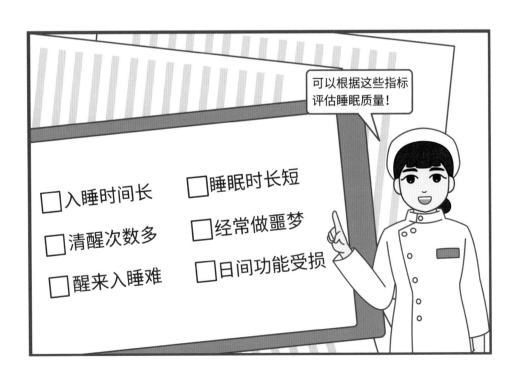

2. 失眠患者通常需要做哪些检查?

失眠患者就诊后,医生根据患者的情况,一般选择以下检查:

（1）**头部影像学检查**:主要是头部 CT 或磁共振成像检查。目的是明确患者是否存在其他病变,如是否存在大脑结构的异常。

（2）**神经电生理检查**:主要采用多导睡眠监测,目的是用于监测患者整个夜间的睡眠过程。

（3）**睡眠量表测评**:目的是评估患者的睡眠情况。

（4）**抑郁焦虑量表评估**:目的是评估患者是否存在抑郁和焦虑。

（5）**血液检查**:排除甲状腺功能亢进、贫血等导致失眠的因素。

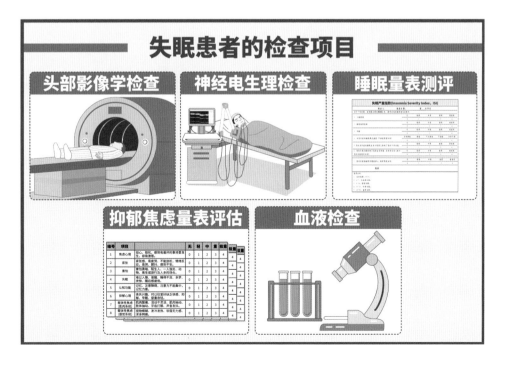

3. 失眠患者是否需要做多导睡眠监测?

不是所有的失眠患者都需要做多导睡眠监测。

当需要与其他疾病或其他睡眠障碍进行鉴别时可以考虑进行多导睡眠监测。多导睡眠监测是一种全面的睡眠评估方法,可以记录患者的脑电图、眼动图、肌电图、心电图、呼吸模式、血氧饱和度及其他生理参数。这种监测对于诊断和解释失眠的原因非常有用,尤其是在以下情况下:

(1)**复杂或难以解释的失眠症状**:如果失眠症状与其他睡眠障碍(如睡眠呼吸暂停、周期性肢体运动障碍、睡眠行为障碍等)的症状共存,或常规治疗无效时,多导睡眠监测可以帮助医生确定失眠的具体原因。

(2)**存在其他睡眠障碍的风险**:如果患者有其他症状,如打鼾、夜间呼吸中断、异常运动或行为,多导睡眠监测可以帮助诊断是否存在其他睡眠障碍。

(3)**失眠治疗效果不佳**:对于常规失眠治疗(如药物治疗、认知行为疗法)反应不佳的患者,多导睡眠监测可以帮助医生调整治疗方案。

(4)**需要排除其他疾患**:在某些情况下,失眠可能是其他疾患(如慢性疼痛、抑郁症、甲状腺疾病等)的症状。多导睡眠监测可以提供额外的信息,帮助医生进行全面评估。

多导睡眠监测

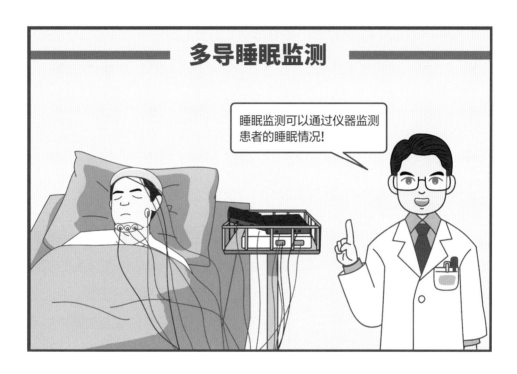

4. 睡眠手环、手表监测睡眠是否准确?

从科学的角度讲,睡眠是一种非常重要而复杂的生理现象,对于普通人来说,想通过智能手环来监测睡眠,甚至监测自己的身体状况,其结果并不准确。

目前市面上的智能手环是通过传感器监测体位、呼吸、心率、血氧饱和度等几个简单的指标,来推算使用者的睡眠情况,准确率不高,因此,不能完全依赖睡眠手环、手表这些监测方法来评估自己的睡眠质量。

对于"深睡眠""浅睡眠"等指标,智能手环目前还不具备监测脑电和眼动等功能,只依据体动或心率计算的睡眠监测数据,其结果和标准的多导睡眠监测结果会有差距,只能作为参考。特别是对于睡眠的分期,智能手环对"深睡眠""浅睡眠"的判断并不准确。所以,对于手环监测数据中展示的所谓"深睡眠时间""浅睡眠时间""睡眠评分"等睡眠分期的结果,不必太在意。

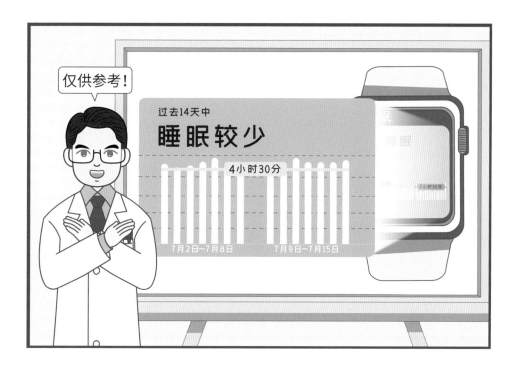

5. 睡眠打鼾且有呼吸停止，需要做哪些检查?

　　打鼾的患者，须至睡眠专科进行多导睡眠监测检查，明确诊断为阻塞性睡眠呼吸暂停低通气综合征，排除其他疾病继发导致的阻塞性睡眠呼吸暂停低通气综合征。同时，可以通过多导睡眠监测明确睡眠呼吸暂停的严重程度，并指导下一步的治疗方案。

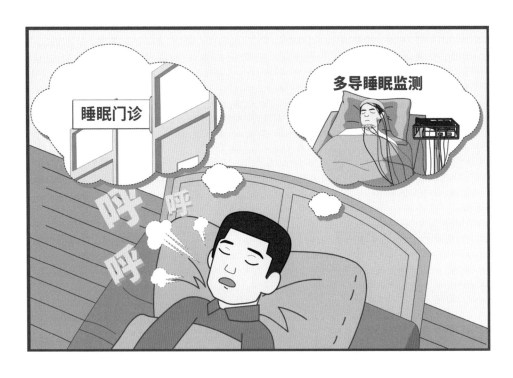

6. 发作性睡病需要做哪些检查才能确诊？

发作性睡病的确诊通常需要进行一系列的检查，主要包括：

（1）**夜间多导睡眠监测**：这是一种全面的睡眠评估，通常在睡眠实验室进行。多导睡眠监测可以记录脑电图、眼动图、肌电图、心电图、呼吸模式、血氧饱和度等生理参数。这有助于排除其他可能导致日间嗜睡的睡眠障碍，如睡眠呼吸暂停综合征。

（2）**多次睡眠潜伏期试验**：在多导睡眠监测的次日进行，通过让患者在白天进行一系列的小睡来评估其白天嗜睡的程度。多次睡眠潜伏期试验可以量化日间思睡程度，并监测睡眠始发快速眼动睡眠的出现，这是发作性睡病的特征之一。

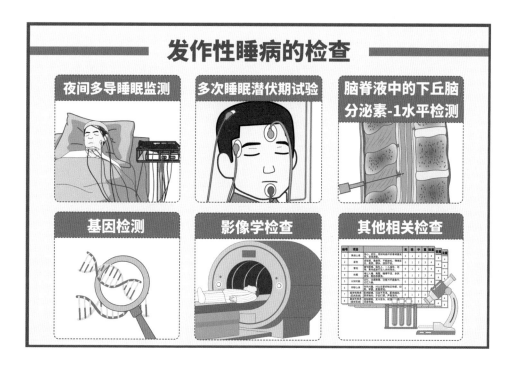

（3）**脑脊液中的下丘脑分泌素 -1 水平检测**：对于发作性睡病Ⅰ型（伴有猝倒的发作性睡病），脑脊液中下丘脑分泌素 -1 水平显著下降是一个重要的诊断指标。通过腰椎穿刺抽取脑脊液样本进行检测，如果下丘脑分泌素 -1 水平低于正常范围，可以支持发作性睡病的诊断。

（4）**基因检测**：某些遗传标记，如人类白细胞抗原等位基因，与发作性睡病Ⅰ型高度相关。

（5）**影像学检查**：如脑部磁共振或 CT 检查，用于排除脑部肿瘤、脱髓鞘病、变性病及脑损伤等可能导致继发性发作性睡病的病变。

（6）**其他相关检查**：可能包括血液和尿液检查，以及评估患者的心理和情绪状态的量表评估。

确诊发作性睡病通常需要综合考虑病史、体格检查、上述检查结果及排除其他可能的疾病。在某些情况下，可能还需要重复进行多次睡眠潜伏期试验或多导睡眠监测，以确认诊断。如果您怀疑自己或他人可能患有发作性睡病，建议咨询专业的睡眠医学专家或神经内科医生进行评估和诊断。

7. 夜间睡眠时间长，早晨起床困难，需要做哪些检查？

如果出现夜间睡眠时间长，早晨起床困难，应考虑特发性过度嗜睡的可能。为了确诊特发性过度嗜睡，以下检查是关键：

（1）**标准多导睡眠监测**：这是诊断特发性过度嗜睡的重要工具，可以记录睡眠过程中的脑电活动、眼动、肌肉活动、呼吸和心脏功能等。这有助于排除其他可能的睡眠障碍，如睡眠呼吸暂停综合征。

（2）**多次睡眠潜伏期试验**：在多导睡眠监测后进行，通过测量患者在白天进行的一系列小睡测试中入睡所需的时间来评估日间嗜睡程度。多次睡眠潜伏期试验中平均睡眠潜伏期 ≤ 8 分钟可能提示特发性过度嗜睡。

（3）**长时程（24 小时）多导睡眠监测检查**：这种检查可以连续监测患者的睡眠模式，有助于评估 24 小时内的总睡眠时间和睡眠质量。如果 24 小时内的睡眠时间超过 11 小时，可能支持特发性过度嗜睡的诊断。

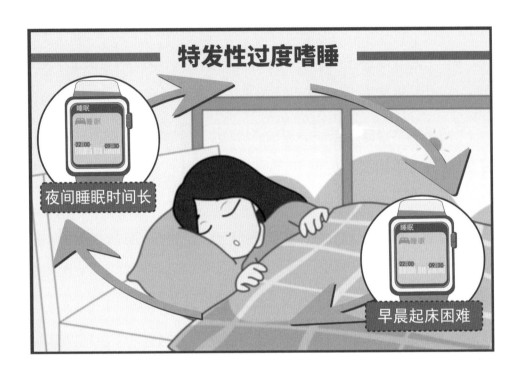

8. 夜间睡眠时磨牙需要做哪些检查?

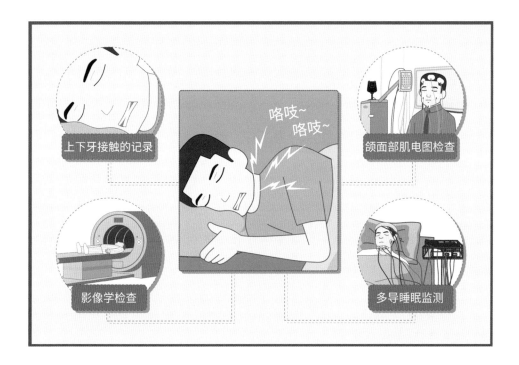

上下牙接触的记录

颌面部肌电图检查

影像学检查

多导睡眠监测

咯吱~
咯吱~

夜间睡眠时磨牙主要是在睡眠时不自主地发生类似于咀嚼样地咬紧和磨牙，很多人意识不到自己的行为。

睡眠磨牙症是由医生诊断的，通过询问本人、亲属，医生根据患者症状和口腔内牙齿及口腔肌肉的受累情况，给予患者相关的辅助检查，主要有以下几种：

（1）**上下牙接触的记录**：利用口内装置，如无线电传送器记录睡眠时牙齿接触的时间。磨牙症患者上下牙接触的时间与正常人相比明显增多。

（2）**颌面部肌电图检查**：颌面部肌电图检查记录磨牙症患者夜间两侧咬肌、颞肌的电位活动，可发现磨牙症患者两侧咬肌最大紧咬电位很高，达正常人的2倍以上，颞肌电位也高于正常值。睡眠状态节律性咀嚼肌活动的每小时发生率比正常人高6倍以上。

（3）**多导睡眠监测**：磨牙症患者在睡眠状态下的脑电图可出现慢波睡眠减少；同步记录发现，多数磨牙症患者在节律性咀嚼肌活动出现前有明显大脑皮质电活动增加并伴有心率加快。多导睡眠监测是磨牙症诊断"金标准"。

（4）**影像学检查**：通过X线片、CT、磁共振成像等检查观察颞下颌关节、牙齿、脸颊部肌肉等部位的其他损伤。

9. 老年人在睡眠中出现喊叫、拳打脚踢的行为，需要做哪些检查？

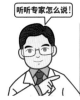

听听专家怎么说！

老年人在睡眠中出现喊叫、拳打脚踢的行为可能与快速眼动睡眠行为异常有关。患者就诊时询问患者及其家属相关症状和体征，进行神经系统检查，排除精神疾病、药物的副作用、药物或物质滥用。后续可能需要做的检查主要为多导睡眠监测。在检查过程中，传感器会监测被检查人的呼吸、眼球运动、手臂和腿部运动、大脑和心脏活动及血氧水平，并以视频的方式记录睡眠经过，用来研究夜间发生的梦样演绎行为。检查结束后，睡眠科医生会查看患者的病史、症状和多导睡眠图的结果，以确定是否符合快速眼动睡眠行为障碍的诊断，可进一步完善视频脑电图、脑部磁共振检查等。

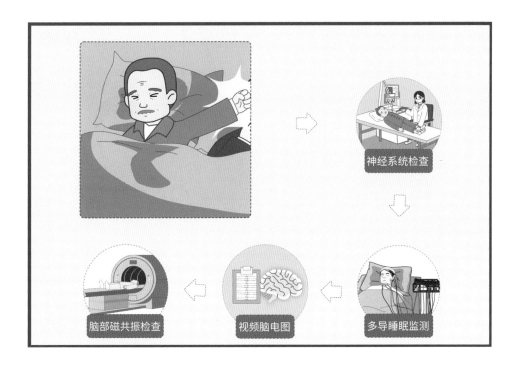

神经系统检查

脑部磁共振检查　　视频脑电图　　多导睡眠监测

10. 经常做噩梦是否需要做检查？

经常做噩梦，可能会引起焦虑、抑郁等心理健康问题，从而使睡眠状况进一步恶化。与噩梦相关的睡眠不足常会导致白天过度嗜睡、情绪变化和认知功能恶化，从而对白天的活动和生活质量产生负面影响。因此，可能需要寻求医生的帮助并做一些检查，包括：①睡眠日记，记录跟踪总睡眠和睡眠中断，包括噩梦内容；②多导睡眠监测，对患者在睡眠状态下的行为、睡眠质量等进行客观记录，帮助医生进行诊断。

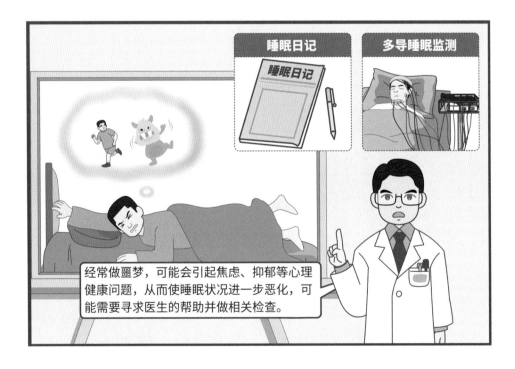

11. 不宁腿综合征患者需做哪些检查?

当患者怀疑自己患有不宁腿综合征时,可以到医院就诊,通常需要进行以下四个方面的检查:

(1)**实验室检查**:主要用于排除继发性因素,包括血常规、血清铁蛋白、总铁结合度、转铁蛋白饱和度等贫血相关检查,有助于了解铁利用情况、排除缺铁性贫血继发的不宁腿综合征。血尿素氮、肌酐等肾功能检测排除慢性肾衰竭或尿毒症继发的不宁腿综合征。血糖、糖化血红蛋白检查,排除糖尿病继发的不宁腿综合征。对于阳性家族史患者可以进行相关基因学筛查。

(2)**多导睡眠监测**:能客观显示不宁腿综合征患者的睡眠紊乱。

(3)**制动试验**:用于评估清醒期周期性肢体运动和相关感觉症状。

(4)**下肢神经电生理及血管超声检查**:有助于排除脊髓、周围神经病变、下肢血管病变继发的不宁腿综合征。

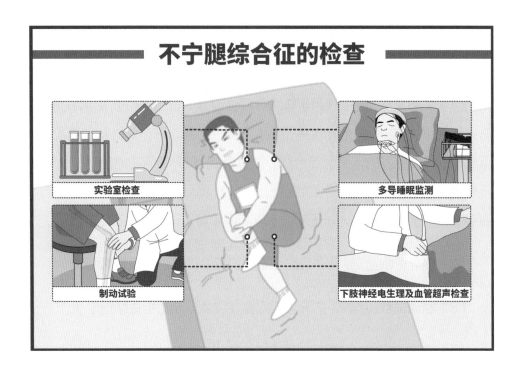

不宁腿综合征的检查

实验室检查

多导睡眠监测

制动试验

下肢神经电生理及血管超声检查

第四篇

治疗篇

1. 夜间入睡困难如何改善？

经常入睡困难，可以采取以下几种方法进行改善：

（1）**规律作息时间，从根本解决睡眠问题**：固定入睡和起床时间，即使在周末也一样，这样有利于形成规律的生物钟，从而改善睡眠习惯。

（2）**每天多活动、多晒太阳**：平时多活动有助于缓解压力，让夜间更容易入睡。如果能在白天到户外走走、晒晒太阳，对改善失眠会更加有帮助。

（3）**打造睡眠环境及仪式**：可以从改善卧室的睡眠环境及相关睡眠习惯着手。包含准备舒适的寝具，保持卧室光线较暗、环境较安静，睡前泡温水澡或泡脚。另外，睡觉前 1 小时内避免使用手机等电子产品，改为读书或听轻柔的音乐，想睡觉了再上床。

（4）**使用安眠药，要先咨询医师**。过度依赖安眠药物，会对身体造成负担，建议可先通过培养睡眠习惯减压放松心情，补充营养等方式来帮助入睡，最后才考虑使用药物。

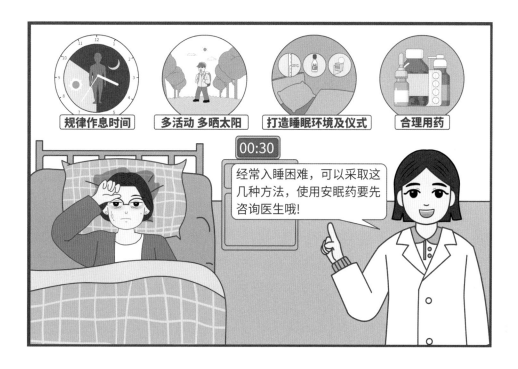

2. 夜间易醒、醒后入睡困难如何改善?

夜间易醒,可以采取以下几种方法进行改善:

(1)睡前做放松训练,缓解焦虑:吸气时主动将腹肌缓慢鼓起,呼气时再主动将腹肌缓慢地缩回,以此将呼吸频率降低,从而放松身心,减轻焦虑。

(2)白天多晒太阳、多运动:在白天增加阳光照射,这样会在脑内积累更多天然的褪黑素,有助于夜晚的睡眠。白天多做运动,也会有利于睡眠。

(3)保持乐观的情绪:客观事物和自身心态都可以对情绪产生影响,保持乐观的心态,有助于睡眠。

(4)舒适的睡眠环境:睡眠环境要安静舒适,睡前及时关灯,不要过度使用电子设备。

(5)合理使用安眠药物:如果有早醒、睡不好的情况,应先到医院咨询,在专业医生的指导下合理用药。

(6)认知行为治疗:醒后 30 分钟未再次入睡建议先到其他房间休息,有困意后再至床上睡觉。

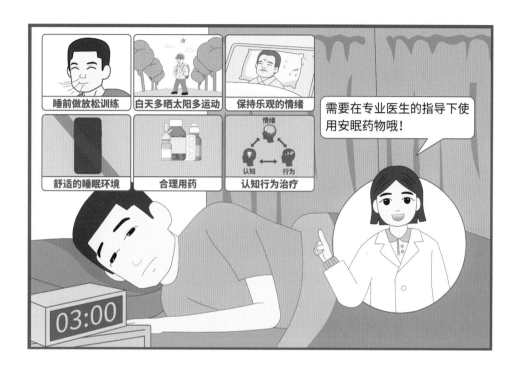

3. 睡眠浅、多梦如何改善？

睡眠浅、多梦，可以采取以下几种方法进行改善：

（1）**睡前泡脚**：睡前泡脚对于刺激脚底经络、改善血液循环、加快入睡速度、加深睡眠深度确实是非常有帮助的。

（2）**白天适量运动**：保持合理的运动量对于缓解失眠、加快入睡非常有帮助。

（3）**及时释放压力**：对于长时间处于高压状态的人来说，上述睡眠问题出现的频率往往会比较高。因此，在工作之余，大家一定要注意劳逸结合，多开展一些能够放松身心、改善心情的文体活动。

（4）**改善睡眠环境**：睡眠环境若存在问题，如被褥不舒适、枕头高度不当、睡眠时环境噪声过大等，都有可能导致睡眠浅、多梦。所以，对于睡眠环境应及时进行改善，以免因睡眠环境不佳而导致睡眠质量大幅下降。

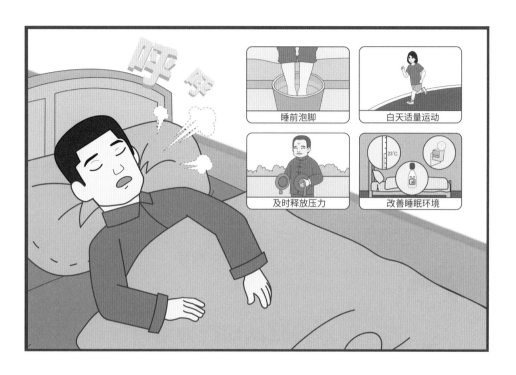

4. 失眠认知行为治疗是否有效?

失眠认知行为治疗(cognitive behavior therapy for insomnia, CBTI),一方面致力于改善对于睡眠的不合理信念,另一方面集中于改善睡眠的不适应行为。简而言之,从你的"想法"和"行为"双管齐下,来改变睡眠模式的治疗方法,常见的失眠认知行为治疗包含以下内容:

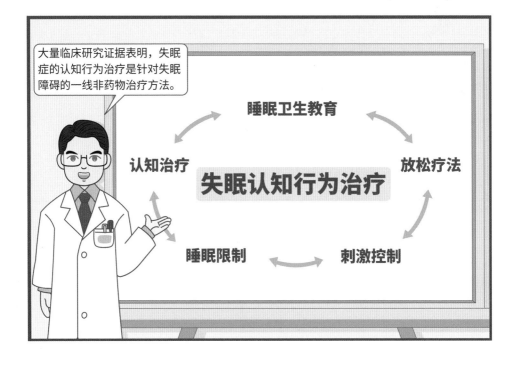

（1）**睡眠卫生教育**：通过睡眠卫生知识的普及来改善睡眠质量。

（2）**放松疗法**：主要包括渐进性肌肉放松、指导性想象和腹式呼吸训练。用以缓解由紧张、焦虑等诱因带来的不良效应，降低患者卧床时的警觉性，减少夜间觉醒。

（3）**刺激控制**：基于条件反射原理，指导患者避免在床上及卧室内进行除睡眠和性行为以外的事情，以建立正确的睡眠反射，形成稳定的睡眠觉醒规律。

（4）**睡眠限制**：通过缩短卧床时间，增加入睡驱动力以提高睡眠效率。

（5）**认知治疗**：通过认知重构等技术改变患者对失眠的认知偏差及对睡眠的不良信念和态度。大量临床研究证据表明，CBTI 是针对失眠障碍的一线非药物治疗方法。CBTI 疗效与睡眠药物相当，而且疗效持久。CBTI 能有效改善患者的睡眠质量，提高睡眠效率，延长睡眠总时间，改善持续注意力。

5. 治疗失眠的药物有哪些?

临床上,治疗失眠的药物主要包括以下几类:

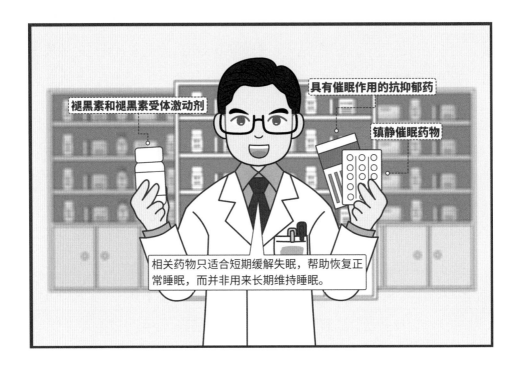

（1）**镇静催眠药物**：包括苯二氮䓬类药物和新型非苯二氮䓬类药物。苯二氮䓬类药物通过作用于 γ- 氨基丁酸(gamma-aminobutyric acid, GABA)受体,产生镇静、催眠和抗焦虑效果。但由于可能导致依赖性和耐受性,其使用受到限制。新型非苯二氮䓬类药物,如唑吡坦、唑吡坦控释剂、佐匹克隆、右佐匹克隆和扎来普隆。这些药物对 GABA 受体的选择性更强,半衰期较短,减少了次日残留效应和依赖性的风险,已成为首选的镇静催眠药物。

（2）褪黑素和褪黑素受体激动剂：褪黑素是松果体分泌的一种神经内分泌激素，能通过特异受体介导发挥调节昼夜节律和睡眠的作用。褪黑素受体激动剂，如阿戈美拉汀，同时具有抗抑郁和改善睡眠的作用。

（3）具有催眠作用的抗抑郁药：如米氮平、盐酸曲唑酮等，这些药物在治疗抑郁症的同时，也有助于改善睡眠。

（4）Orexin 受体拮抗剂：通过竞争性结合到 OX1R 和 OX2R 受体，阻止食欲素与其受体结合，从而减少觉醒驱动，治疗失眠。目前国际上已经上市的 Orexin 受体拮抗剂包括达利雷生、莱博雷生、苏沃雷生等。

尽管上述药物干预失眠的疗效已被证实，但长期应用可能带来药物不良反应。因此，在使用这些药物时，应在医生的指导下进行，并考虑可能的药物副作用。

6. "安眠药"是否容易产生药物依赖?

　　所谓的"安眠药会有依赖性",主要是指苯二氮䓬类药物。长期使用这类药物可能导致身体和心理上的依赖性,以及耐受性的增加,使得需要更高剂量的药物才能达到相同的效果。此外,停药时还可能会出现戒断症状。为了减少依赖性的风险,医生通常会建议短期使用苯二氮䓬类药物,且一般用量较小,不必过度担心。

　　新型非苯二氮䓬类"安眠药",这些药物对 GABA 受体的选择性更强,半衰期较短,其成瘾性和依赖性较小。

　　需要注意的是,在服用上述药物时,应遵循医生的指导,严格按照医嘱的剂量和用法服用。如果需要长期服用安眠药,应定期复诊,以便医生评估病情、调整治疗方案,并监测潜在的药物副作用。同时,患者应避免自行增加剂量或改变用药频率,以防止药物依赖性和不良反应的发生。

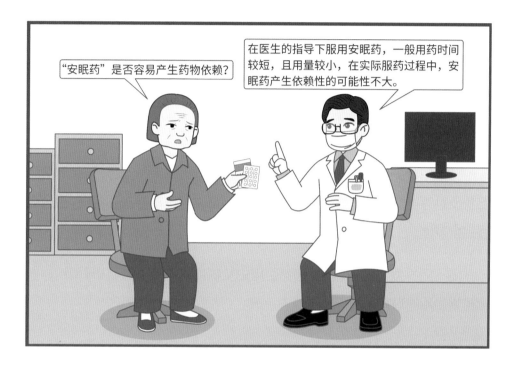

7. 如何避免"安眠药"药物依赖?

事实上,在医生的指导下短期适量使用镇静安眠药物并不会成瘾,为防止药物成瘾,可采取以下措施:

(1)镇静安眠药物使用不宜超过 4~8 周,长期连续使用会造成药物滥用和依赖。

(2)镇静安眠药物长期服用后,不要大幅减药或突然停药,防止患者因症状反跳等再次服药,产生依赖;应缓慢、渐进式减停镇静安眠药物,直至最终完全减停。

(3)对并发酒精依赖者、药物滥用史及精神病史的患者,应警惕镇静安眠药物滥用的潜在风险。

(4)有些失眠是某些疾病的并发症,如焦虑、抑郁等,治疗原发病可有效减少镇静安眠药物的使用。

"安眠药"药物依赖

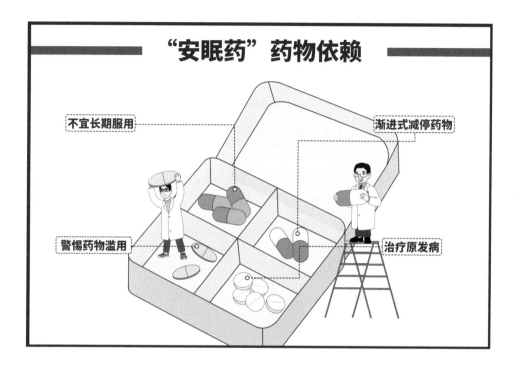

不宜长期服用

渐进式减停药物

警惕药物滥用

治疗原发病

8. 经颅磁刺激治疗失眠是否有效?

经颅磁刺激技术是一种无痛、无创的治疗方法,通过重复性经颅磁刺激和不同频率的刺激,调整大脑神经元和改善大脑功能。

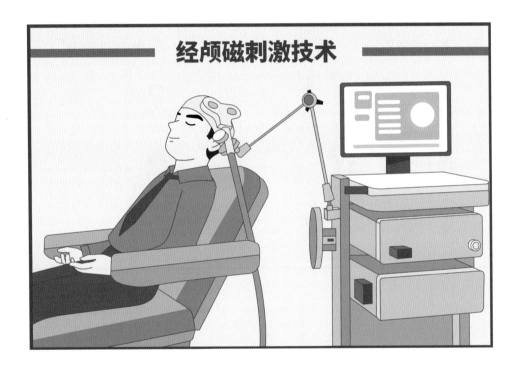

研究表明,经颅磁刺激治疗对失眠多梦等有较好的治疗效果。经颅磁刺激仪器操作简单,治疗过程舒适无痛,安全有效。经颅磁刺激治疗失眠是利用低频的重复经颅磁刺激抑制大脑皮质的兴奋性,达到增加慢波睡眠波幅,加深睡眠深度的效果,有助于机体恢复,增强记忆。经颅磁刺激治疗可增加总睡眠时间,提高睡眠效率,缩短睡眠潜伏期,减少觉醒时间,改善睡眠结构。

9. 音乐治疗失眠是否有效?

音乐疗法是通过生理和心理两个方面的途径来治疗疾病。

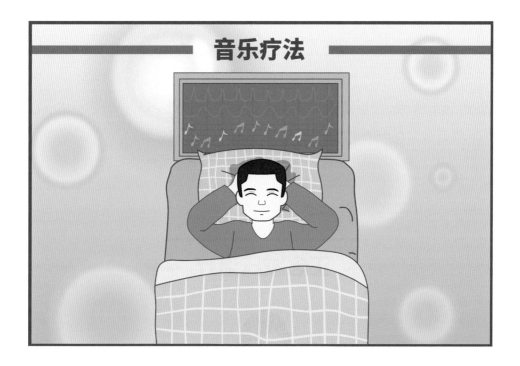

一方面,音乐声波的频率和声压会引起生理上的反应。音乐的频率、节奏和有规律的声波振动,会引起人体组织细胞发生和谐共振现象,会直接影响人的脑电波、心率、呼吸节奏等。另一方面,音乐声波的频率和声压会引起心理上的反应。良性的音乐能提高大脑皮质的兴奋性,可以改善人们的情绪,振奋人们的精神。同时有助于消除心理、社会因素所造成的紧张、焦虑、忧郁、恐怖等不良心理状态,从而改善睡眠。已有研究证明,音乐治疗能够明显改善失眠症状和睡眠质量。

10. 正念减压治疗失眠是否有效?

正念减压治疗是一种结合了正念冥想和瑜伽的课程,旨在帮助人们应对压力、疼痛和疾病。由乔恩·卡巴金博士在 1979 年于马萨诸塞大学医学院开发,现已成为全球广泛采用的一种心理干预方法。

正念的核心概念是培养对当下经验的全然注意,这意味着在任何时刻,无论是在进行日常活动还是专门的冥想练习时,都要有意识地将注意力集中在当前的感受、思想和环境中,而不是被过去的回忆或对未来的担忧所分散。其已被广泛用于治疗失眠、焦虑、抑郁等患者,效果良好。睡前做正念减压治疗,能够将焦虑、紧张的身心放松下来,从而达到治疗失眠的效果。

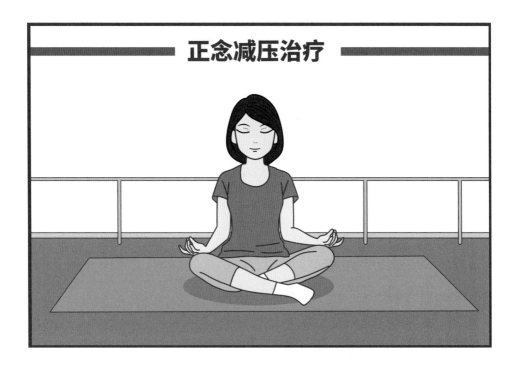

正念减压治疗

11. 打鼾是否需要治疗?

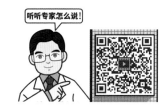

听听专家怎么说!

打鼾是睡眠中的常见现象,成年人中的发生率为 30% ~ 40%。很多人认为打鼾是"睡得香"、睡眠质量好的一种表现,但其实并不是这样。打鼾可以出现在不同疾病中,而这些疾病有些是需要临床干预治疗的,有些则不需要。在成年人中,如果只是存在单纯打鼾,不伴有白天思睡或失眠等其他睡眠问题,大部分患者是不需要进行治疗的;如果平日睡眠中鼾声响亮,同时还存在憋气、憋醒等现象,或同寝者发现患者存在呼吸中断,并且伴有白天困倦、头脑不清醒等情况,通过医生的综合评估,部分患者是需要进行治疗的。

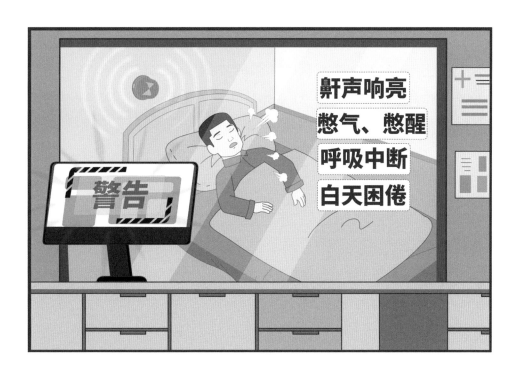

12. 睡眠呼吸暂停低通气综合征如何治疗?

持续气道正压通气(continuous positive airway pressure, CPAP)是睡眠呼吸暂停低通气综合征的首选治疗方法, CPAP 通过面罩向患者的气道提供稳定的气流, 以保持气道的开放, 防止睡眠期间气道塌陷, 从而减少或消除呼吸暂停和低通气事件。这种治疗可以显著改善患者的睡眠质量, 减少日间嗜睡, 提高生活质量, 并且有助于预防与睡眠呼吸暂停低通气综合征相关的并发症, 如心血管疾病、认知功能障碍和代谢综合征。

然而, 在某些情况下, 患者可能需要考虑手术治疗, 包括以下情况:

（1）**不能耐受 CPAP 治疗**: 如果患者无法适应 CPAP 设备, 或因为 CPAP 治疗的并发症(如皮肤刺激、眼睛干燥、鼻塞等)而无法继续使用, 可能需要考虑手术治疗。

（2）**上气道解剖狭窄**: 如果患者的睡眠呼吸暂停低通气综合征是由上气道解剖结构异常(如扁桃体肥大、鼻中隔偏曲、颌骨发育异常等)引起的, 手术治疗可能更为有效。

（3）**排除其他疾病**: 在考虑手术前, 需要排除其他可能导致睡眠呼吸暂停低通气综合征的疾病, 如甲状腺功能减退、神经肌肉疾病等。

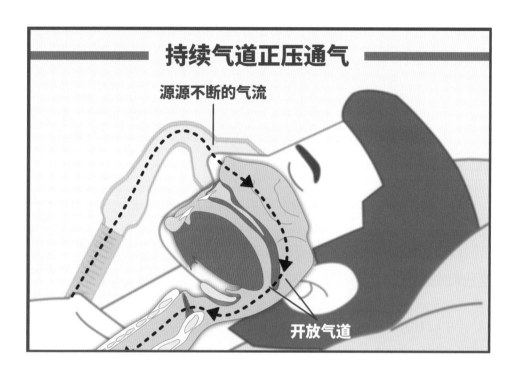

持续气道正压通气

源源不断的气流

开放气道

13. 为什么打鼾患者应避免使用"安眠药"?

打鼾在成年人中相当普遍,尤其是在男性和肥胖人群中。对于打鼾的患者来说,如果伴有睡眠质量问题,可能不宜服用安眠药,因为服用安眠药可能带来以下风险:

(1)**加重睡眠呼吸暂停**:安眠药可能会放松喉部肌肉,导致气道进一步狭窄,增加呼吸暂停的风险。

(2)**鼾声增大**:由于肌肉放松,打鼾的声音可能会变得更大,频率更高。

(3)**药物依赖**:长期使用安眠药可能导致身体产生依赖性,停药时可能会出现戒断症状。

(4)**其他副作用**:服用安眠药可能引起头痛、嗜睡、口干、肌肉痉挛等副作用。因此,打鼾症状严重或伴有呼吸暂停的患者,不应自行使用安眠药,而应咨询医生、综合评估,以确定最合适的治疗方案。

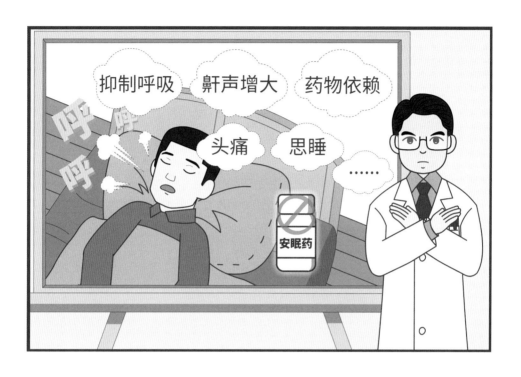

14. 发作性睡病患者白天过度嗜睡，有什么治疗办法？

日间过度嗜睡是发作性睡病最主要的症状之一，针对日间过度嗜睡的治疗措施主要包括药物治疗和非药物治疗。

药物治疗包括：

（1）莫达非尼：是中枢兴奋药品，通过促进多巴胺释放发挥促进觉醒、增加注意力和警觉度，缓解疲劳和困倦感的作用，属于 Ⅱ 类精神管制药品。

（2）γ- 羟丁酸钠：可以改善日间思睡、猝倒及夜间睡眠不安等，最适合同时具备发作性睡病三个经典症状的患者，属 Ⅰ 类精神管制药品。

（3）替洛利生：能增强组胺能神经递质的释放来促觉醒和警觉性，具有减轻白天思睡和抗猝倒的双重作用。替洛利生没有药物成瘾性，也不属于精神管制药品。

（4）哌甲酯：是中枢兴奋类药物，有促觉醒、增加注意力的功效，哌甲酯有一定的成瘾性，属 Ⅰ 类精神管制药品。

非药物治疗包括：

（1）规律性日间小睡：安排短暂的日间小睡（通常不超过 20～30 分钟）可以帮助患者保持清醒，减少嗜睡。

（2）认知行为疗法：通过改变患者对睡眠和觉醒的认知和行为，帮助改善睡眠质量和日间嗜睡。

（3）**生活方式调整**：包括适当的体育锻炼、健康饮食和避免咖啡因等刺激性物质。

（4）**睡眠卫生**：保持规律的睡眠－觉醒节律，避免睡眠剥夺，戒酒、戒烟，避免使用可能影响睡眠的药物。

（5）**社会支持**：患者可能需要在工作和学习中获得额外的支持和理解，以适应日间嗜睡带来的挑战。

（6）**心理支持**：帮助患者了解疾病，减少对症状的担忧，增强应对疾病的信心。

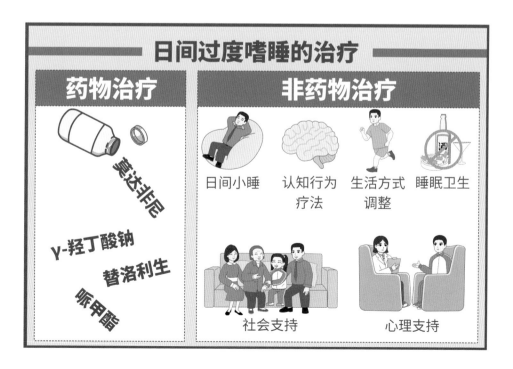

日间过度嗜睡的治疗

药物治疗
莫达非尼
γ-羟丁酸钠
替洛利生
哌甲酯

非药物治疗
日间小睡　认知行为疗法　生活方式调整　睡眠卫生
社会支持　心理支持

15. 特发性过度嗜睡有哪些治疗方法?

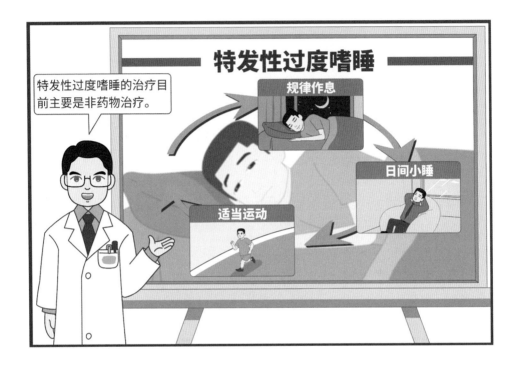

这种情况应该警惕特发性过度嗜睡,特发性嗜睡的治疗目前主要是非药物治疗,包括:

(1)**规律作息**:保持规律的睡眠－觉醒节律,避免睡眠剥夺。

(2)**日间小睡**:适当的日间小睡(通常不超过 20～30 分钟)可以帮助缓解嗜睡,但应避免影响夜间睡眠的情况。

(3)**适当运动**:定期进行适度的体育锻炼,有助于提高日间的清醒度。对于日间嗜睡明显影响日间功能的患者,可以给予药物治疗,包括莫达非尼、哌甲酯等。莫达非尼属于一线治疗药物。

16. 睡惊症有哪些治疗方法?

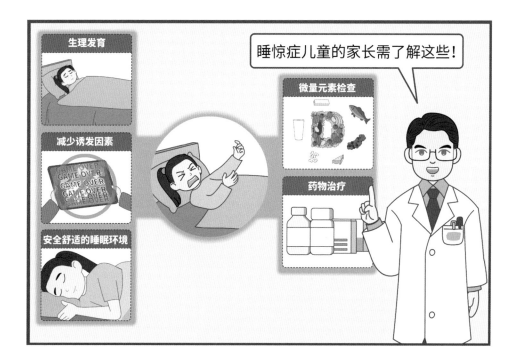

儿童发生睡惊症时家长需及时咨询医生采取相应的措施。

（1）**生理心理发育**：随着儿童年龄的增长，中枢神经系统逐渐发育成熟后，儿童睡惊症的发生会逐渐减少和消失。家长应重视睡惊症患儿的心理发育。

（2）**减少诱发因素**：去除导致儿童睡惊症的诱发因素，如白天不要让儿童玩得过于兴奋，或让儿童过度激动，也不能让儿童受到意外惊吓，尽量不要看紧张、刺激或悬疑恐怖性质的动画和书籍。

（3）**安全舒适的睡眠环境**：晚上入睡时，尽量给儿童提供温馨、安静、舒适的睡觉环境，睡惊症儿童睡眠时，家长尽量陪伴在身边，可以最大限度增加儿童的安全感，减少睡惊症的发生。

（4）**微量元素检查**：部分儿童睡惊症与缺乏维生素 D 和钙有关，及时补充维生素 D 和钙后，儿童睡惊症的症状会明显减少和消失。

（5）**药物治疗**：对于严重的睡惊症，需要给予特殊药物干预，以镇静安神类药物为主。

17. 睡行症有哪些治疗方法？

睡行症也称梦游症，首次发作多在 4～8 岁，一般在青春期后自然消失，成人阶段较少见。

睡行症的治疗方法包括：

（1）**一般治疗**：使患者获得充足睡眠，规律作息，放松心情，睡前排空膀胱，确保睡眠环境舒适安全，发作期注意保护患者的安全，避免危险及伤害的发生。

（2）**药物治疗**：用于有潜在危险或发作频繁且可能造成不良后果时。

（3）**心理治疗**：研究表明，睡行症可能与心理发育有关，应及时到心理专科就诊，进行心理行为治疗。

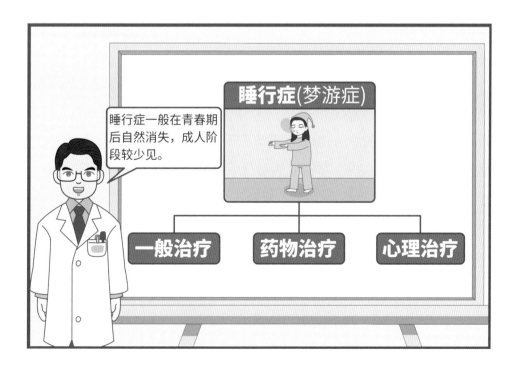

18. 梦语症有哪些治疗方法？

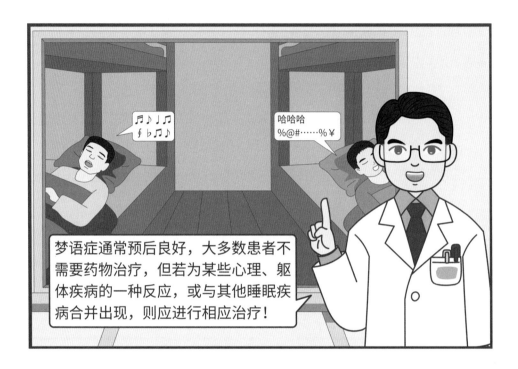

梦语症是指在睡眠中无意识地讲话或发出声音，清醒后不能回忆，梦语症非常常见，梦语的意义尚不清楚，部分梦语内容可能与心理因素有关。健康人群可出现偶然的梦语，频繁梦语可见于儿童神经系统发育异常，成人起病可伴发精神心理疾病。梦语症通常预后良好，大多数患者不需要药物治疗，必要时可进行心理行为学调试、缓解压力、调理营养、增加锻炼等方法进行改善，但若为某些心理、躯体疾病的一种反应，或与其他睡眠疾病合并出现，则应进行相应治疗。

19. 快速眼动睡眠行为障碍的治疗方法？

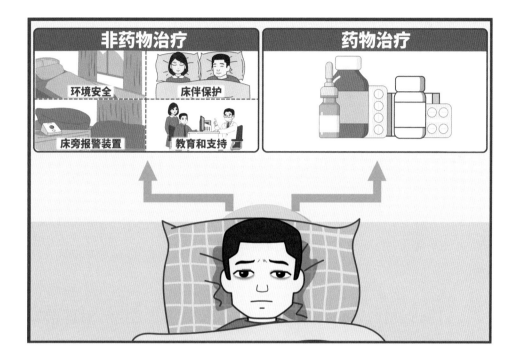

快速眼动睡眠行为障碍的治疗包括非药物治疗和药物治疗。

非药物治疗包括：

（1）**环境安全**：确保患者的睡眠环境安全，移除可能造成伤害的物品，如尖锐物体、玻璃制品等。

（2）**床伴保护**：建议患者的同床者与患者分室居住，直到症状得到有效控制。

（3）**床旁报警装置**：安装报警装置，以便在患者出现梦境相关行为时及时报警，促进觉醒并保护患者。

（4）**教育和支持**：对患者和床伴进行充分告知，降低其对疾病的焦虑和恐惧，并提供必要的支持。

药物治疗包括：

（1）**氯硝西泮**：是治疗快速眼动睡眠行为障碍的首选药物，能有效缓解90%以上患者的症状，但需注意服用此药可能增加意识模糊和跌倒的风险。

（2）**褪黑素**：对于某些患者，尤其是那些伴有神经退行性疾病（如帕金森病、路易体痴呆）的患者，褪黑素可能是一种有效的治疗选择，且不良反应较少。

（3）**其他药物**：有报道称雷美替胺、阿戈美拉汀、普拉克索、佐匹克隆、多奈哌齐等药物也可能改善快速眼动睡眠行为障碍症状。

20. 不宁腿综合征有哪些治疗方法?

不宁腿综合征的治疗包括非药物治疗和药物治疗。

非药物治疗包括:

(1)首先应评估可能加重不宁腿综合征症状的潜在因素,尽可能消除或减少这些继发性因素的影响,并保持良好的睡眠卫生习惯。

(2)进行适当的体育锻炼,如渐进式有氧运动训练。

(3)物理治疗。在每晚腿部不适症状发生前穿戴使用气动压缩装置、重复经颅磁刺激、近红外光照疗法等。

(4)针灸疗法。取穴主要为合谷、太冲、足三里、三阴交、阳陵泉等穴位。

药物治疗:应根据医生的评估结果进行用药,包括铁剂、加巴喷丁、普瑞巴林、加巴喷丁恩那卡比、普拉克索、罗匹尼罗、罗替戈汀。若患者伴有肾衰竭(系严重肾脏疾病),进行血液透析可能会改善症状。

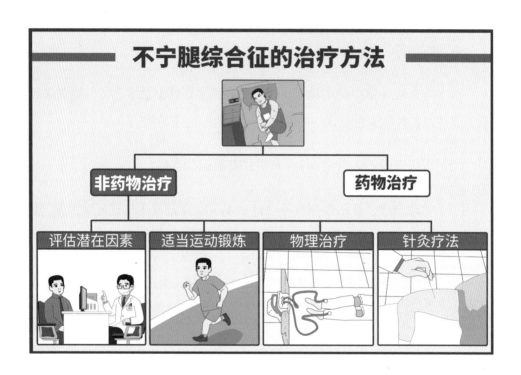

不宁腿综合征的治疗方法

非药物治疗 药物治疗

评估潜在因素　适当运动锻炼　物理治疗　针灸疗法

21. 发作性睡病患者白天频繁出现大笑或生气后猝倒，有哪些治疗方法？

对于发作性睡病猝倒症状的治疗包括药物治疗和非药物治疗。

药物治疗包括：

（1）γ- 羟丁酸钠：是一种被美国食品药品监督管理局批准用于治疗发作性睡病猝倒的药物。它通常在睡前和夜间服用，可以帮助减少猝倒发作。

（2）文拉法辛：是一种选择性 5- 羟色胺和去甲肾上腺素再摄取抑制剂，用于治疗猝倒。它可以通过增加神经递质的活性来减少猝倒发作。

（3）氟西汀：是一种选择性 5- 羟色胺再摄取抑制剂，也用于治疗猝倒。

（4）氯米帕明：是一种三环类抗抑郁药，可以用于治疗猝倒。

（5）替洛利生：能增强组胺能神经递质的释放来促觉醒和警觉性，具有减轻白天思睡和抗猝倒的双重作用。

所有治疗发作性睡病的药物在连续使用后都不能突然停药或断药以免症状反跳，长期使用文拉法辛抗猝倒治疗过程中，如果突然停药会导致猝倒症状反弹，甚至出现猝倒持续状态。

非药物治疗包括：

（1）规律性日间小睡：安排短暂的日间小睡（通常不超过 20 ~ 30 分钟）可以帮助患者保持清醒，减少猝倒发作。

（2）**认知行为疗法**：通过改变患者对睡眠和觉醒的认知和行为，帮助改善睡眠质量，减少猝倒发作。

（3）**睡眠卫生**：保持规律的睡眠－觉醒节律，避免睡眠剥夺，戒酒、戒烟，避免使用可能影响睡眠的药物。

（4）**心理支持**：帮助患者了解疾病，减少对症状的担忧，增强应对疾病的信心。

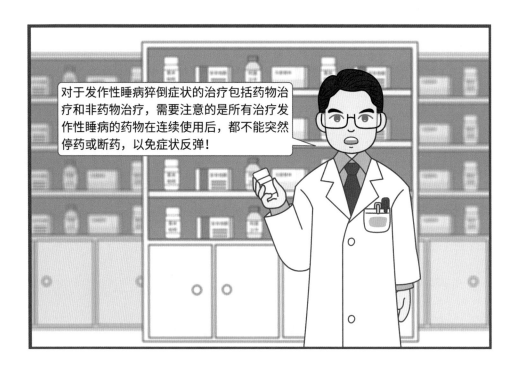

对于发作性睡病猝倒症状的治疗包括药物治疗和非药物治疗，需要注意的是所有治疗发作性睡病的药物在连续使用后，都不能突然停药或断药，以免症状反弹！

第五篇

照护篇

1. 失眠患者在日常生活中需注意哪些方面?

失眠是一种常见多发疾病,尤其是在现代社会,工作生活的压力导致越来越多的人失眠。如果人长期处于失眠状态,则会使某些疾病的患病风险升高。

失眠患者需要注意以下几个方面:

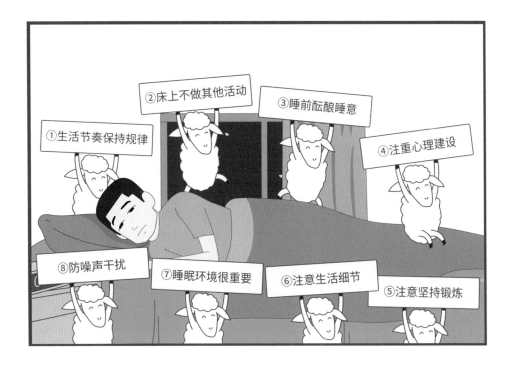

（1）**生活节奏保持规律**:早晨按时起床,晚上按时上床,但应注意上床不能过早,尽量待到有睡意再上床入睡。

（2）**床上不做其他活动**:除了睡觉,在床上不做其他的活动,不要在床上工作和思考问题。

（3）**睡前酝酿睡意**：睡前不做刺激性活动，如看刺激性节目，喝刺激性饮料等。避免出现生理性干扰睡眠的因素，如过饱、饥饿。

（4）**注重心理建设**：保持乐观、豁达、知足、安稳的心态，培养一些业余爱好，能够放松身心，如钓鱼、散步等。

（5）**注意坚持锻炼**：根据自己的具体情况，坚持有规律的运动对防治失眠有很好的作用。

（6）**注意生活细节，日间避免小睡**：日间少打盹，以免影响到夜间的睡眠。夜间也要注意，不要花过多的时间在床上而不准备入睡。

（7）**睡眠环境很重要**：注意合理地调节卧室的光线和温湿度，保证环境利于入睡，以免影响到睡眠质量。

（8）**防噪声干扰**：避免室内外存在噪声干扰，以免影响到睡眠效果。调查显示，失眠患者在找到引起失眠的真正病因并加以清除后，即便不使用药物，仅通过自我调理，也能有很好的效果。

2. 睡眠中采取何种睡姿是最健康的？

睡眠对人体健康有着重要的影响。睡眠质量好，早晨起床会感到精力充沛，做事效率会很高，反之，则会导致第二天精神状态不佳，从而影响工作。而睡眠质量的好坏与睡眠姿势有着直接的联系。睡眠姿势一般有仰卧、左侧卧或右侧卧、俯卧或平卧等姿势。选择仰卧睡姿的人群占比较大，也是经常被推荐的一种姿势，这种睡姿不会压迫体内脏腑等器官，还可以让脊柱部位呈一条线。但这种睡姿易导致舌后坠、阻塞呼吸。

左侧卧虽然看上去很舒服，有利于身体放松，消除疲劳，但因为心脏位于左胸腔，这种睡姿很容易压迫心脏，会加重心脏负担。有心脏疾病的患者或老年人不建议采用这种睡姿。右侧卧的睡姿是大多数人比较认可的一种健康姿势，会使人的睡眠有稳定感，且有利于胃肠道的正常运行，可促进消化，还不会压迫心脏。但是，这种睡姿也有弊端，就是会影响右侧肺部运动，如患有肺气肿或肺部疾病的患者，最好不要选择右侧卧。俯卧是比较不健康的一种睡姿，因为人在趴着的时候，会使胸部受到压迫，出现心脏不适、呼吸困难的情况。而且，这种睡姿很难让脊柱保持中央位置，会给关节和肌肉带来压力、刺激神经，时间久了，腰背就会产生疼痛、麻木的感觉。而且，俯卧时颈部向侧面扭转，头部歪向一侧，很容易导致颈肌受损。所以，一般不推荐俯卧睡姿。

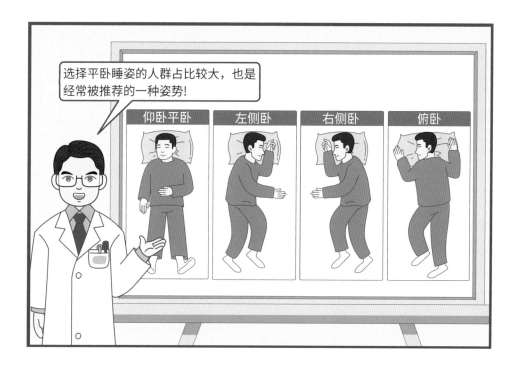

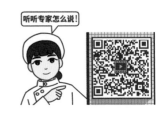

听听专家怎么说！

3. 夜间失眠，日间可以补觉吗？

夜间失眠时，日间补觉可以提供一定程度的休息和精力恢复，但并不能完全替代夜间的优质睡眠。而且，如果日间卧床时间或睡眠时间太长，反而会影响睡眠节律和夜间睡眠结构，从而加重夜间的失眠。因此，建议日间补觉时间不要超过 30 分钟。不管前一天夜间的睡眠时间多长，每天应在固定时间起床，不要随意"赖床"，应限制在床上的时间。规律的睡眠才是健康睡眠的法宝。

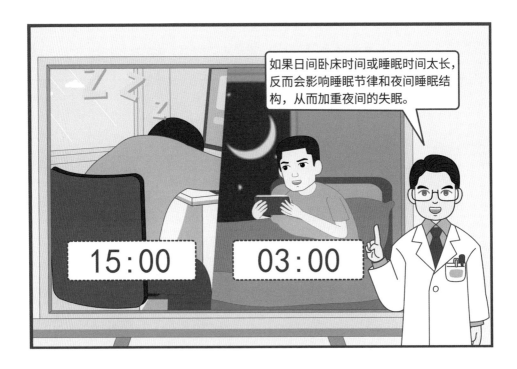

4. "梦游"患者如何预防意外事件?

为了预防梦游患者在梦游时发生意外,可以采取以下措施:

(1)**确保环境安全**:在睡前,将所有锐利物品收好,确保患者无法触及。锁好门窗,移除地面上的障碍物,以防止跌倒。考虑安装报警系统,以便在患者梦游时及时通知照护者。

(2)**避免诱发因素**:在医生的指导下谨慎使用可能诱发梦游的药物,避免睡前饮酒,保持睡前心情平和,积极治疗其他可能影响睡眠的疾病。

(3)**改善睡眠习惯**:梦游患者应注重睡眠质量,避免过度疲劳,并养成良好的睡眠规律,确保充足的睡眠时间。

(4)**正确唤醒梦游者**:一般梦游者不需要唤醒,监护人对梦游者进行安抚并引导梦游者重新入睡即可。如果需要唤醒梦游者,应尽量采取温和的方式,避免突然的大声呼唤或身体接触,因为这可能会引起梦游者的恐慌或混乱。

(5)**寻求专业帮助**:如果梦游行为频繁或有潜在危险,应及时就医,寻求专业的诊断和治疗建议。

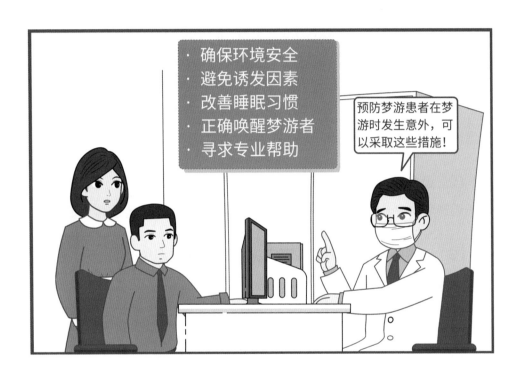

5. 快速眼动睡眠行为障碍患者如何预防意外事件？

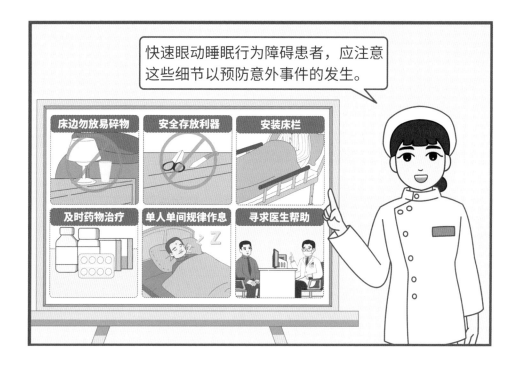

快速眼动睡眠行为障碍患者，应注意这些细节以预防意外事件的发生。

床边勿放易碎物　安全存放利器　安装床栏

及时药物治疗　单人单间规律作息　寻求医生帮助

有些快速眼动睡眠行为障碍患者，会出现坠床或自伤行为，导致骨折等意外事件。因此，快速眼动睡眠行为障碍患者为预防意外事件的发生，应注意以下几点：

（1）勿在床边摆放易碎物（如灯具、玻璃杯）。

（2）如家里有利器（如刀具），应远离卧室、安全存放。

（3）若患者常常坠地或跳下床，可尝试打地铺或安装带软垫的床栏。

（4）若发作频繁，可能需药物治疗，包括褪黑激素、氯硝西泮等。对于褪黑激素和氯硝西泮治疗失败的患者，胆碱能药物可能有效；若考虑症状由抗抑郁药引起，可停药或换药。

（5）患者尽量单人单间，规律作息时间，在生活中不要有过激情绪反应，调整好自己的情绪状态，避免使用具有精神兴奋作用的药物。

（6）及时寻求医生帮助，监测症状的变化，并根据需要给予药物治疗或其他治疗方案。

6. 快速眼动睡眠行为异常患者是否需要特殊寝具，保证患者安全？

对于快速眼动睡眠行为障碍患者，为了以防止患者在睡眠中由于异常行为而受伤，对睡眠环境尤其是对寝具有着特殊的要求。

（1）床铺周围环境：确保卧室内床铺周围没有尖锐或硬质物品，如玻璃制品、金属物品等，以减少患者在梦游或睡眠中活动时受伤的风险。

（2）床铺调整：考虑使用较低的床或床垫，以减少患者从床上跌落时可能受到的伤害。在地板上放置垫子也是一个选择。

（3）床栏或床围：安装床栏或床围可以限制患者在睡眠中的活动范围，防止他们从床上跌落。

（4）软垫保护：在床边和可能撞击到的家具上安装软垫，以减轻跌倒时的冲击。

（5）避免共用床铺：如果可能，建议患者单独睡在一张床上，或与同床者保持一定的距离，以减少对同床者的伤害。

（6）监控设备：考虑使用监控设备，如运动传感器或摄像头，以监测患者的行为并在必要时发出警报。

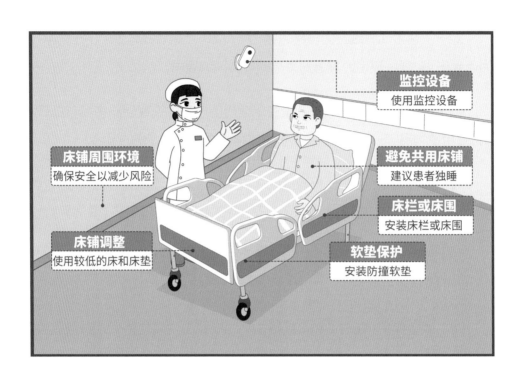

监控设备
使用监控设备

床铺周围环境
确保安全以减少风险

避免共用床铺
建议患者独睡

床栏或床围
安装床栏或床围

床铺调整
使用较低的床和床垫

软垫保护
安装防撞软垫

7. 老年失眠患者夜间服用镇静安眠药后，家属需要采取哪些措施保证患者安全？

对于老年失眠患者，服用镇静安眠药后，容易出现意识水平下降、平衡失调等情况，家属应采取以下措施以确保患者的安全：

（1）**密切观察**：在患者服用安眠药后，家属应密切观察患者的反应，特别是药物刚开始发挥作用时。注意患者是否有过度嗜睡、意识模糊、平衡失调或其他不良反应。

（2）**环境安全**：确保患者的居住环境安全，移除可能导致跌倒的障碍物，如电线、易滑倒的地毯等。在楼梯口、浴室等潜在危险区域设置扶手或夜灯。

（3）**限制活动**：在药物作用期间，限制患者进行可能导致受伤的活动，如独自行走、上下楼梯或使用厨房设备。

（4）**避免独自活动**：确保患者在药物作用期间不要独自活动，应有家属陪护，防止意外的发生。

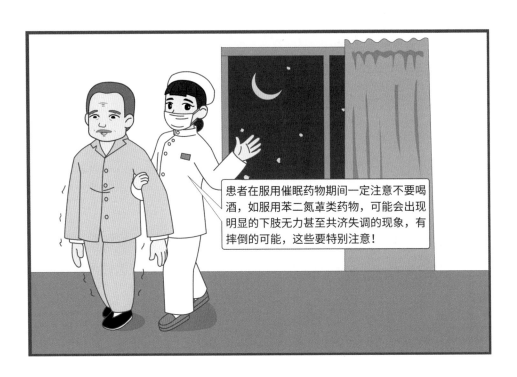

8. 夜间睡眠时常发生小腿抽筋怎么办?

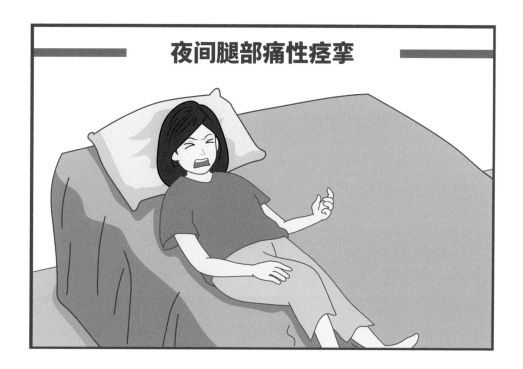

夜间腿部痛性痉挛

夜间睡眠时常有小腿抽筋的症状有可能是发生了夜间腿部痛性痉挛,该病可引起腿和 / 或足疼痛和突发肌肉紧张。痛性痉挛能中断睡眠,并能持续数分钟或仅数秒钟。

夜间腿部痛性痉挛在成人和儿童中均较常见,但随着年龄增长,该病愈发多见,50岁以上人群中约有半数存在。

若发生痛性痉挛,应缓慢拉伸受累肌肉。尝试以下方法,可以预防再次发作:

(1)四处走动、抖动腿或足。

（2）躺下并抬高双腿和双足。

（3）热水淋浴并冲洗痉挛部位 5 分钟，或进行热水浴、缸浴。

（4）用毛巾包裹冰块摩擦痉挛部位。

日常可以尝试以下措施来缓解症状：

（1）在睡前骑固定单车数分钟（若平常极少锻炼，这可能会有所帮助）。

（2）进行拉伸锻炼（如下图所示）。

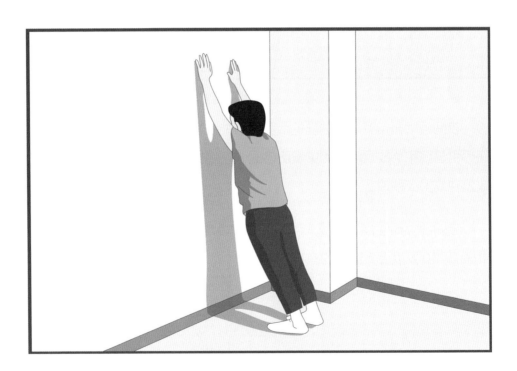

（3）穿有牢固支撑的鞋子，尤其是在足后跟周围。

（4）床尾的被子要宽松，不要裹得太紧。

（5）大量饮水，尤其是使用利尿剂者，但仅适合医护人员未限制饮水量时。

（6）限制饮酒和咖啡。

（7）锻炼时保持凉爽，不要在极炎热的天气或高温房间内锻炼。

9. 发作性睡病患者在日常生活中，需注意哪些方面？

发作性睡病患者在日常生活中，应注意以下几个方面：

（1）在学校对处于学龄期的儿童和青少年发作性睡病患者，家长应与老师、学校管理部门和学校医护人员保持密切的沟通交流，分享关于发作性睡病的知识，对患病学生采用单独的学习评价体系。

（2）针对病情严重程度不同的儿童制订个体化的学习任务。

（3）在学校课间主动安排15~20分钟小睡或1小时午睡时间，改善上课思睡程度，保持上课时的清醒和注意力。

（4）保持常规睡眠作息时间，保证充足的夜间睡眠时间，至少8小时。

（5）适当锻炼，控制体重，避免摄入高热量饮食，尤其避免夜间进食等。

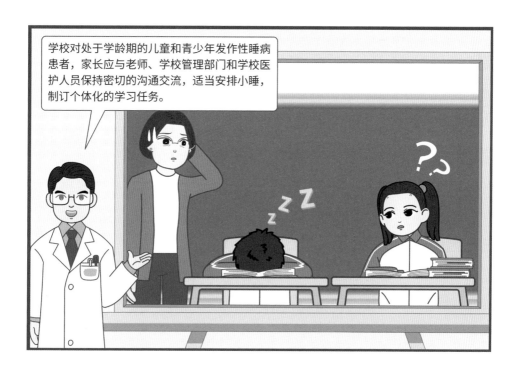

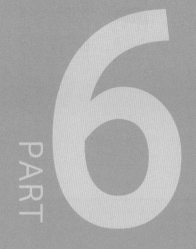

PART

6

第六篇

预防篇

1. 日常生活中如何预防失眠?

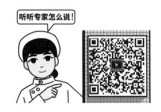

听听专家怎么说!

现代社会，随着经济社会的发展，失眠的发病率越来越高。我们日常生活中应注意以下几个方面来预防失眠：

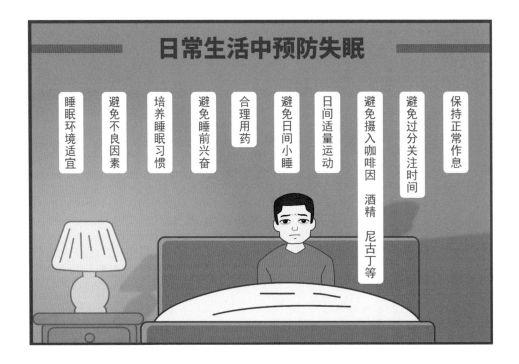

日常生活中预防失眠

睡眠环境适宜　避免不良因素　培养睡眠习惯　避免睡前兴奋　合理用药　避免日间小睡　日间适量运动　避免摄入咖啡因　酒精　尼古丁等　避免过分关注时间　保持正常作息

（1）**睡眠环境适宜**：卧室内最佳温度为 18 ～ 22℃；卧室墙壁以浅淡色调为主。抑郁型失眠者则应避免蓝色、灰色等容易使人产生消极情绪的色调；卧室窗帘选用厚重面料可以达到遮光隔音的效果；卧枕以舒适柔软为宜。

（2）**避免不良因素的影响**：如因酗酒导致的失眠应该戒酒。

（3）**培养良好的睡眠习惯**：定时上床睡觉，不要带着问题上床，睡前喝杯热牛奶有镇定安神的效果。

（4）**睡前不要过于兴奋**：睡前不要阅读过于紧张、兴奋的书籍或报纸，避免听觉、视觉的刺激。

（5）**合理用药**：长期失眠者自我调整失败后，应求助于医生，不能自行用药。

（6）避免日间午睡或小睡。

（7）白天进行适量的运动。

（8）白天不要饮用过多浓茶、咖啡、酒精饮品等。吸烟者最好能够减少吸烟数量。

（9）**减低对时间的关注**：移开卧室或床头的时钟，减少对时间的过分关注。

（10）**保持正常作息时间**：放假时不要赖床，保持正常作息时间。

2. 失眠患者如何预防抑郁症的发生？

研究表明，失眠是抑郁症的危险因素，也就是说，失眠患者将来有可能会发展成为抑郁症。因此，失眠患者需要注意以下几点，以预防抑郁症的发生：

（1）**及时纠正失眠**：及时就诊，采取认知行为疗法或药物治疗，改善睡眠。

（2）**规律生活作息**：规律生活，不要熬夜，保证充足的睡眠时间，白天不要卧床，多进行户外活动。

（3）**心理调整**：如强化心理素质，自我调节，不过高要求自己，设定合适的计划，遇到负性生活事件时写心情日记，合理的运动，听音乐等，均可预防抑郁症发生。

（4）**改变思维模式**：采取积极的思维和认知去应对生活中的压力，多和家人、朋友交流，宣泄自己的情绪，释放压力。

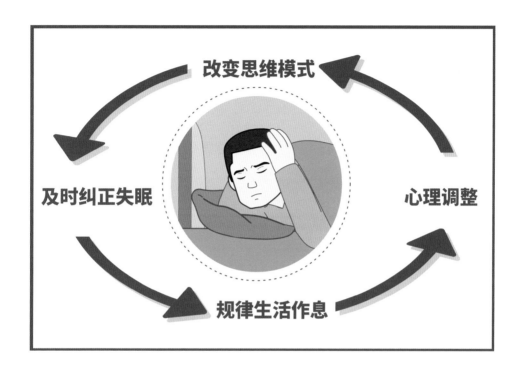

改变思维模式

及时纠正失眠

心理调整

规律生活作息

3. 发作性睡病患者如何预防日间猝倒发作?

发作性睡病患者的日间猝倒发作可以通过以下措施来预防或减少:

（1）**规律作息**: 保持规律的睡眠习惯, 确保每晚有足够的睡眠时间, 避免过度疲劳。

（2）**日间小睡**: 安排短暂的日间小睡（通常不超过 20 ~ 30 分钟）, 可以帮助减轻日间的嗜睡和预防猝倒。

（3）**避免情绪波动**: 猝倒常常由强烈的情绪反应（如大笑、愤怒或惊喜）触发。学习情绪管理技巧, 避免剧烈的情绪波动。

（4）**健康的生活方式**: 保持健康的饮食和适量的运动, 避免过度摄入咖啡因和酒精, 因为摄入过量的咖啡因和酒精可能会影响睡眠质量。

（5）**环境调整**: 在工作和生活环境中做出适当调整, 如避免从事可能导致伤害的高风险活动, 如驾驶或操作重型机械。

（6）**药物治疗**: 对于频繁发作且存在意外风险的患者, 应及时进行药物治疗, 如文拉法辛、氟西汀等, 可以帮助控制猝倒发作。这些药物应在医生的指导下使用。

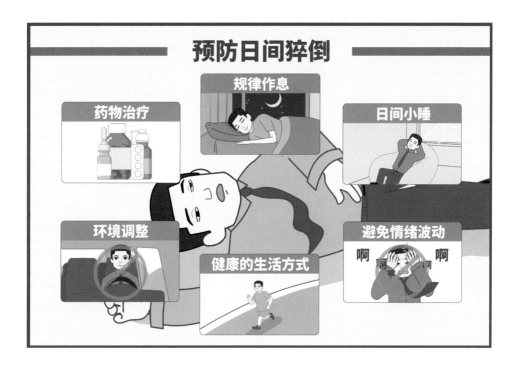

4. 如何预防睡眠呼吸暂停低通气综合征?

睡眠呼吸暂停低通气综合征是可以防治的,主要涉及生活方式的改变和对已知风险因素的管理,以下是一些预防措施:

(1) **控制体重**: 肥胖是睡眠呼吸暂停低通气综合征的重要风险因素之一。通过健康饮食和定期锻炼减轻体重,可减少患病风险。

(2) **避免酒精和镇静剂**: 酒精和某些药物(如安眠药和镇静剂)可以放松喉部肌肉,增加睡眠呼吸暂停低通气综合征的风险。应限制这些物质的摄入,特别是在睡前。

(3) **戒烟**: 吸烟可以刺激喉部组织,导致炎症和肿胀,增加睡眠呼吸暂停低通气综合征的风险。戒烟有助于改善呼吸道健康。

(4) **改变睡眠姿势**: 避免仰卧睡觉,因为这种卧位方式可使舌头和软组织更容易堵塞气道。侧卧可有助于减少呼吸暂停事件。

(5) **检查鼻腔、口咽腔**: 评估鼻腔、口咽腔是否存在解剖结构异常,如鼻中隔偏曲、扁桃体肥大、颌骨发育异常等,存在此类情况应寻求适当治疗,以改善通气。

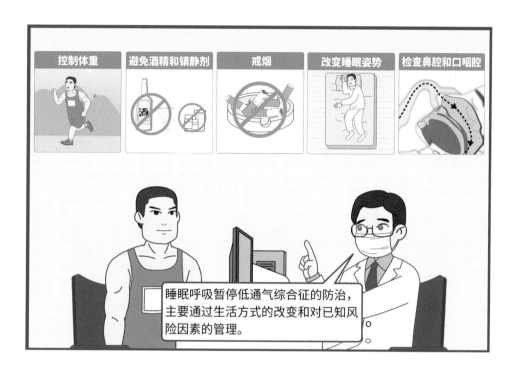

5. 快速眼动睡眠行为障碍患者如何预防或延缓帕金森综合征？

研究表明，快速眼动睡眠行为障碍与神经系统变性疾病尤其是帕金森综合征密切相关，对于预防或延缓帕金森综合征的发展有以下几个建议：

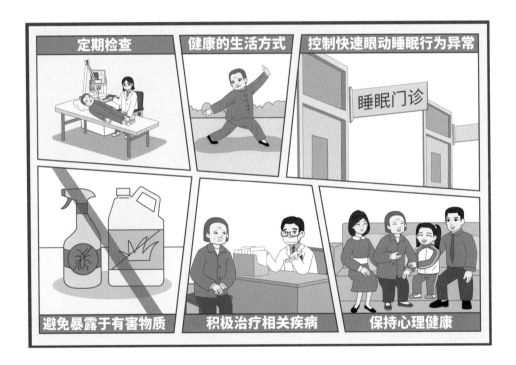

（1）**定期检查**：建议定期进行身体检查，包括神经系统检查和运动功能评估，以便早期发现并监控帕金森综合征的症状。

（2）**健康的生活方式**：维持健康的生活方式对预防帕金森综合征非常重要。保持适度的锻炼，均衡的饮食，以及良好的睡眠质量都有助于减缓神经系统的衰老过程。

（3）**控制快速眼动睡眠行为异常**：快速眼动睡眠行为异常可能是帕金森综合征的早期症状。如果发现有此症状，应尽早就医并寻求专业治疗。

（4）**避免暴露于有害物质**：一些研究显示，长期暴露在一些有害物质中，如杀虫剂、除草剂等，可能会增加患帕金森综合征的风险。因此，应尽量避免长期接触这些有害物质。

（5）**积极治疗相关疾病**：一些疾病，如糖尿病、甲状腺功能减退等，可能与帕金森综合征的发展有关。积极治疗这些疾病，控制好血糖、甲状腺功能等，可能有助于预防帕金森综合征的发展。

（6）**保持心理健康**：心理健康与帕金森综合征的发展也有关。应保持良好的心态，积极参与社交活动，保持良好的人际关系。

以上是预防或延缓帕金森综合征的一些医学建议，但请注意，这些建议并不能完全阻止帕金森综合征的发生。如果担心自己可能患有帕金森综合征，请尽早咨询医生并接受专业检查。

6. 不宁腿综合征患者在日常生活中，需注意哪些事项以预防症状加重？

对于不宁腿综合征患者，生活中可以采取以下措施，来预防症状加重：

（1）养成良好的睡眠卫生习惯以改善睡眠，如避免摄入咖啡因和酒精，特别是睡前；避免睡前长时间使用手机等。

（2）**适量运动**：运动多有裨益，即使只进行步行这样的轻柔运动。

（3）**按摩腿部**：如有条件也可请他人帮助按摩。使用气动加压装置（即用于挤压腿部的充气套筒）也可改善症状。

（4）**加热腿部**：可使用电热垫或进行热水泡浴或淋浴。

（5）咨询医生，避免使用可加重不宁腿综合征的药物，如苯海拉明。一些非处方助眠剂也含有苯海拉明，如果尝试使用来帮助睡眠，可能会加重不宁腿综合征。还有一些治疗抑郁症和其他精神健康问题的药物也会加重不宁腿综合征。

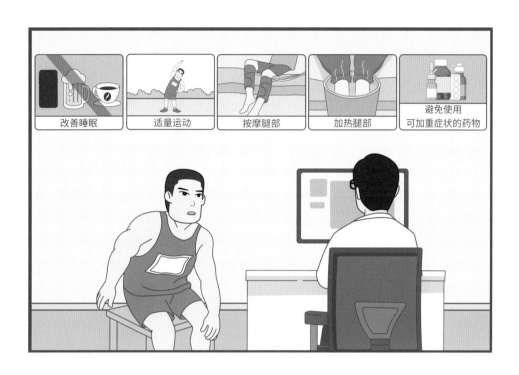

改善睡眠　适量运动　按摩腿部　加热腿部　避免使用可加重症状的药物

7. 发作性睡病患者如何预防日间过度嗜睡?

发作性睡病患者预防日间过度嗜睡可以采取以下措施:

(1) **规律作息**: 保持规律的睡眠习惯, 确保每晚有足够的睡眠时间, 避免过度疲劳。

(2) **日间小睡**: 安排短暂的日间小睡 (通常不超过 20 ~ 30 分钟), 可以帮助减轻白天的嗜睡和预防猝倒。

(3) **健康的生活方式**: 保持健康的饮食和适量的运动, 避免过度摄入咖啡因和酒精。

(4) **药物治疗**: 对于症状已严重影响白天工作和学习的患者, 可以使用医生推荐的药物, 如莫达非尼、阿莫达非尼等, 这些药物可以帮助提高白天的清醒度。

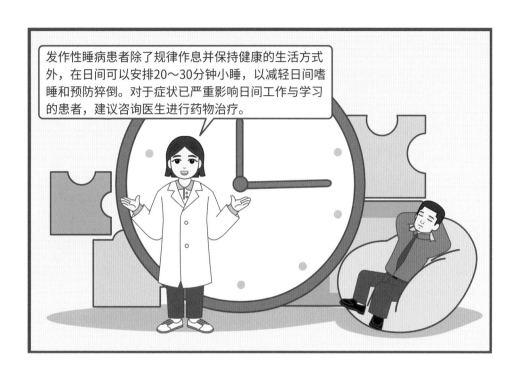

参考文献

[1] 赵忠新.睡眠医学[M].北京:人民卫生出版社,2016.

[2] 赵忠新,叶京英.睡眠医学[M].2版.北京:人民卫生出版社,2022.

[3] 叶京英.睡眠呼吸障碍治疗学[M].北京:人民卫生出版社,2022.

[4] 中华医学会神经病学分会,中华医学会神经病学分会睡眠障碍学组.中国成人失眠诊断与治疗指南(2017版)[J].中华神经科杂志,2018,51(5):324-335.

[5] 中华医学会神经病学分会睡眠障碍学组.中国发作性睡病诊断与治疗指南(2022版)[J].中华神经科杂志,2022,55(5):406-420.

[6] 中国医师协会神经内科医师分会睡眠学组,中华医学会神经病学分会睡眠障碍学组,中国睡眠研究会睡眠障碍专业委员会.中国不宁腿综合征的诊断与治疗指南(2021版)[J].中华医学杂志,2021,101(13):908-925.

[7] 中华医学会神经病学分会睡眠障碍学组.中国快速眼球运动睡眠期行为障碍诊断与治疗专家共识[J].中华神经科杂志,2017,50(8):567-571.